DE

LA CONCEPTION

AU COURS

DE L'AMÉNORRHÉE

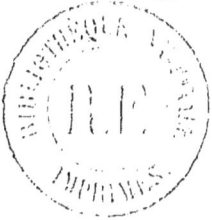

PAR

André PETIT

Docteur en médecine de la Faculté de Paris,
Ancien interne en médecine et en chirurgie des hôpitaux de Paris,
Médaille de bronze de l'Assistance publique. (Externat 1878. — Internat 1882).

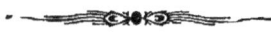

PARIS

H. LAUWEREYNS, LIBRAIRE-ÉDITEUR

2, RUE CASIMIR-DELAVIGNE.

1883

A LA MÉMOIRE DE MON PÈRE, M. PETIT

Chef de Division au Ministère de l'Instruction publique.

A MA FAMILLE

A MES AMIS

A M. LE DOCTEUR DECHAMBRE

Membre de l'Académie de médecine.

Hommage de sympathique et respectueuse gratitude.

DE

LA CONCEPTION

AU COURS DE L'AMÉNORRHÉE

INTRODUCTION. — DIVISION DU SUJET.

Ayant eu l'occasion d'observer, pendant notre internat chez notre excellent maître M. le Dr Gallard, un cas remarquable de grossesse survenue pendant une période d'aménorrhée assez prolongée, et notre attention ayant été attirée sur les difficultés que présente parfois dans des cas semblables le diagnostic de la grossesse, nous avons pensé qu'il n'était pas sans intérêt de rechercher comment la conception pouvait se produire chez une femme dont les règles sont supprimées ou n'ont pas fait encore leur apparition, et, par suite, quels rapports existent entre l'ovulation et la menstruation.

Nous avons pu nous convaincre, par nos recherches sur la matière, que si le sujet de notre travail inaugural n'est pas absolument nouveau, du moins le point spécial que nous avons en vue a été négligé ou éludé dans un grand nombre d'auteurs classiques et n'a inspiré que des travaux originaux bien incomplets et bien pauvres en arguments et en faits de quelque valeur. Il nous semble cependant que c'est là une question qui intéresse à la fois la physiologie, la médecine et l'hygiène, et dont l'importance est d'autant plus marquée qu'elle se rattache plus directement aux grands et difficiles problèmes de la propagation de l'espèce.

Si nous n'avons pas la prétention de croire que notre œuvre, bien imparfaite, puisse venir combler la lacune, toutefois nous espérons qu'elle apportera quelques documents nouveaux dans le débat, et servira, sinon à résoudre le problème, du moins à le poser dans des termes précis et véritablement scientifiques. Nous regrettons, d'ailleurs, que le temps et les circonstances ne nous aient pas permis de réunir un nombre plus considérable d'observations et de dépouiller plus complètement les recueils spéciaux publiés à l'étranger.

Cette étude comprendra trois chapitres : dans le premier, nous traiterons l'historique de la question et nous ferons connaître l'opinion des divers auteurs ; dans le second, nous rapporterons les observations que nous avons pu recueillir dans la littérature médicale, ainsi que nos observations personnelles et nous discuterons la valeur des faits et l'interprétation qu'ils comportent ; enfin, dans un dernier chapitre, nous aborderons un point délicat de la pratique médicale, à savoir la valeur de l'aménorrhée des jeunes filles relativement à l'aptitude au mariage et à la maternité.

Qu'il nous soit permis, avant d'entrer en matière, d'adresser ici l'expression de notre reconnaissance et de notre dévouement à nos maîtres dans les hôpitaux, à M. le professeur Gosselin, et à MM. les docteurs Simonet, Després, Hérard, Féréol, Audhoui, Sevestre. Que M. le Dr Gallard veuille bien accepter l'hommage de notre gratitude pour ses excellentes leçons et ses précieux conseils.

Nous adressons à M. le professeur Brouardel tous nos remerciements pour l'honneur qu'il nous a fait en acceptant la présidence de notre thèse.

Nous remercions également M. Baradat et Mlle Edwards, externes des hôpitaux, du concours qu'ils nous ont prêté pour nos recherches dans les auteurs étrangers.

CHAPITRE PREMIER.

Si nous jetons un rapide coup d'œil sur l'historique de la question qui nous occupe, et si nous recherchons dans les divers auteurs les opinions émises au sujet de la possibilité de la conception chez les femmes aménorrhéiques, nous voyons que le fait en lui-même est nié par *Hippocrate* (1), qui dit avoir constaté que la femme n'est devenue propre à la fécondation qu'après la première apparition des règles, et refuse à toute femme privée du flux menstruel la faculté de devenir enceinte.

Pline le naturaliste (2) dit, à propos de la menstruation, que « chez quelques femmes elle ne se montre jamais et que celles-« ci ne peuvent être mères.» Il appuie d'ailleurs cette opinion sur une théorie inexacte à coup sûr (la formation du fœtus par le sang des règles coagulé), mais il reste évident qu'il avait observé la stérilité des femmes aménorrhéiques, et la considérait comme une loi sans exceptions. Dans ses annotations de l'ouvrage de Pline, *G. Cuvier* pense que les femmes qui n'ont pas de règles sont *rarement* fécondes ; il attribue d'autre part l'aménorrhée de la grossesse à ce fait que le *sang superflu* ne peut s'écouler à l'extérieur, parce qu'il sert à la nourriture du fœtus.

Dans son ouvrage *De medica historia, Marcellus Donatus* (3) signale comme un fait curieux la possibilité de la conception

---

(1) Œuvres d'Hippocrate. Trad. Littré, t. VIII (*Des femmes stériles*), 1853.

(2) Pline. *Histoire naturelle*, liv. VII. Trad. Ajasson de Grandcassagne, 1829 ; annotations par G. Cuvier.

(3) *Marcelli Donati, de medicâ historia mirabili*, lib. sex., cap. XXIII ; *Proles sine menstruis* (Mantoue, 1586).

chez les femmes aménorrhéiques et en cite plusieurs exemples ;
l'une des femmes dont il rapporte l'observation a été vue par
lui à Mantoue, ville qu'il habitait à cette époque ; l'autre cas
a été publié par *Victorius Trincavelius*. Nous donnons le texte
original de cet intéressant document. « Inter admiranda me-
» rito conumerari possunt historiæ quarundam mulierum, quæ
» cum nunquam menstruas purgationes habuerint, nihilomi-
» nus conceperunt et vitales perfectosque partus in luceme di-
» dere... Mulier quædam Montisbani quæ nunquam menstrua
» passa fuit et tamen peperit duodecies et liberorum adhuc
» nostro tempore multi superstites sunt. Ita scribit Victorius
» Trincavelius..... Scimus nos in urbe nostra mulierem fuisse
» fortem et audacem, manu promptam, iracundam et petulanti
» linguâ et ad coutumelias pronam, quæ jure optimo virago
» erat appellata, hæc nunquam menstruas purgationes habuit
» et tamen bis peperit, primo masculum, secundo fœmellam,
» ambo optimè conformatos et plurima carne præditos, in partu
» excrementi menstrui vix tantillum exivit at in puerperio
» nihil penitus affluxit. »

On voit que chez cette femme, non seulement il n'y eut
point de règles, mais que l'écoulement sanguin de l'accouchement ainsi que les lochies furent très peu abondants. C'est une
particularité que nous retrouverons par la suite chez un certain nombre des malades dont nous avons pu recueillir l'observation.

Vers la fin du XVIᵉ siècle, *Laurent Joubert* signalait des
faits analogues et appelait en outre l'attention sur la possibilité de la conception chez les femmes aménorrhéiques au cours
de la lactation ; mais, ainsi que ses prédécesseurs, il n'avait
pour but que de publier des faits curieux sans chercher a en
donner quelque interprétation physiologique. C'est ainsi que
dans un chapitre de son livre sur les *Erreurs populaires* (1) il
discute « si une femme peut concevoir sans avoir eu ses
fleurs ». Il rappelle d'abord que « l'on dit communément, à

(1) Laurent Joubert. *Erreurs populaires touchant la médecine et le régime
de santé*, liv. II, chap. I. Rouen, 1601.

propos des femmes qui n'ont point leurs purgations naturel-
les et par conséquent ne font point d'enfants, *qui ne fleurit
ne grainé,* » mais il déclare que le contraire est bien possible
et il en rapporte un exemple. « Ainsi, dit-il, j'entends, qu'une
dame d'auprès de Toulouse, de complexion joyeuse et gaillarde,
a eu dix-huit enfants, que mâles, que femelles, sans avoir eu
jamais autre perdement que celui de l'enfantement. Je l'ai
appris de Mme la maréchale de Montluc, qui dit avoir une voi-
sine de même. »

Plus loin, c'est au sujet des nourrices qui deviennent enceîn-
tes de nouveau, au cours de l'allaitement, sans que les règles
se soient pour cela montrées, qu'il ajoute : « Il peut aussi ad-
venir que la femme ne lèvera point de gésine qu'elle ne soit
rengrossée. Ainsi, elle aura conçu deux fois sans avoir eu ses
fleurs, c'est-à-dire versé au dehors le superflu de mois en mois
et pourra continuer ainsi toute sa vie, étant toujours ou enceinte, ou nourrice, ou en gésine. »

Vers la même époque (1781), *Themmen* soutenait brillam-
ment devant la Faculté de Leyde une thèse inaugurale (1),
dans laquelle on trouve exposée d'une façon remarquable la
théorie physiologique de l'ovulation et de la menstruation.
Dans un passage sur lequel nous aurons à revenir plus tard,
il dit que l'on a observé quelques femmes ayant pu devenir
enceintes sans avoir jamais eu leurs mois. Pour sa part, il en
a « connu trois : la première était mère d'un garçon et avait
eu deux fausses couches ; l'autre avait mis au jour deux
garçons et une fille ; la troisième avait eu une fille. » Il
se range d'ailleurs à l'opinion de *Van Swieten,* regardant
comme stériles les femmes qui n'ont pas par la matrice au moins
un écoulement blanc périodique. Nous verrons plus loin, lorsque nous chercherons à donner une interprétation des faits,
ce qu'il faut penser de cette théorie.

---

(1) Themmen. « *De mensibus ex materia quadam peculiari ovariis secreta
oriundis* ». Leyde. 1781. — Trad. par Chéreau, in *Gaz. hebd.,* 11 juin 1875.

En 1787, *Stark* en Allemagne rapportait (1) plusieurs obser-vations analogues, mais sans discuter le fait en lui-même. Il faut d'ailleurs reconnaître que les observations qu'il publie manquent de détails cliniques et de précision, ainsi que l'on pourra s'en assurer par la traduction que nous reprodui-sons textuellement.

Observation I (de Stark, 1787).

Une femme de 58 ans, veuve depuis 22 ans, eut 5 enfants pendant dix-sept ans de mariage, et pendant tout ce temps elle ne fut jamais réglée.

Jeune fille, elle avait eu ses règles, mais elle ne paraissaient qu'en hiver et jamais en été. Toujours elle s'était trouvée en parfaite santé, sans aucun dérangement. Les six dernières années seulement elle a été malade ; elle a eu des crampes et des attaques d'hystérie.

Les accouchements furent toujours heureux.

Observation II (du même auteur).

Je puis encore citer l'observation d'une jeune femme bien portante, n'ayant jamais eu ses règles à 26 ans, époque à laquelle elle se maria. Après son mariage, elle devint enceinte et accoucha ; l'enfant fut al-laité par elle. Pendant un an, elle ne vit point encore ses règles.

Au bout de ce temps elle redevint enceinte, mais cette fois elle fit une fausse couche et mourut.

Dans son Traité de médecine légale (2), *Capuron* traite la question qui nous occupe à un point de vue spécial, mais four-nit des indications très précises sur la possibilité de la con-ception au cours de l'aménorrhée.

« Quant à ce qui regarde la menstruation, écrit-il, il s'en

---

(1) Stark. *Des grossesses survenues en l'absence de la menstruation.* In *Arch. für die Geburtshülfe.* Iéna, 1787.

(2) Capuron. *La médecine légale relative à l'art des accouchements.* Paris 1821.

faut bien qu'elle soit absolument nécessaire et indispensable pour la fécondité; s'il en était ainsi, on ne verrait jamais devenir mères que les femmes sujettes à cette excrétion périodique et toutes les autres seraient nécessairement stériles. Cependant il est de fait qu'on a plusieurs fois observé le contraire : *Brassavole* rapporte avoir connu des paysannes qui n'avaient jamais eu leurs règles, très saines d'ailleurs, et qui avaient eu des enfants; enfin *Stalpart-Van-Derviel* dit avoir vu, à la Haye, la femme d'un tailleur dans le même cas, laquelle accouchait tous les ans, et jouissait d'une parfaite santé.» Il mentionne encore les faits de Laurent Joubert et de Trencavel, que nous avons rapportés, puis il ajoute : « que penser d'après ces observations de ceux qui veulent refuser la fécondité aux femmes qui ne sont point assujetties à l'écoulement périodique des menstrues ? »

Nous trouvons dans la Physiologie de *Burdach* (1), professeur à l'Université de Kœnigsberg, un passage dans lequel il signale, en peu de mots la possibilité du fait que nous étudions et qu'il considère comme une rare anomalie : « Comme la menstruation consiste en une exaltation de l'activité des organes génitaux, elle apparaît aussi comme signe et condition de la faculté génératrice chez la femme. Elle et cette faculté sont, généralement parlant, en raison directe l'une de l'autre, et c'est toujours par l'effet d'une exception à la règle générale qu'une femme qui n'a point ses menstrues jouit de la fécondité. »

Dans une séance de la Société médicale de Westminster, le 15 janvier 1839, le Dr *Harrison* (2) demandait à ses collègues si aucun des membres de la Société ne connaissait un fait dans lequel une mère de plusieurs enfants n'eût jamais été réglée; pour sa part, il en connaissait un exemple. Il ne donne, du reste, aucun détail plus explicite.

---

(1) Burdach. *Traité de physiologie*, trad. Jourdan, 1837.
(2) In *Lancet*, 1839.

Dans le remarquable mémoire de *Négrier* (d'Angers) (1), si l'on trouve une savante étude de la physiologie de la ponte ovulaire et de son influence sur la menstruation, théorie sur laquelle nous aurons à revenir dans un autre chapitre de ce travail, on ne relève, par contre qu'une courte allusion au sujet spécial qui nous occupe; il admet comme une très rare exception, signalée par plusieurs auteurs, le fait de la fécondation de femmes qui n'ont jamais été réglées. Il semble même être d'accord avec *Desormeaux* pour « rejeter un certain nombre d'histoires de femmes qui n'ont été réglées que pendant la gestation ». Il pense que les observateurs n'ont peut-être pas apporté dans l'étude de semblables anomalies toute la précision et toute la minutieuse attention indispensables en pareille matière. Cependant il rapporte lui-même une observation (voy. obs. X) de conception chez une femme aménorrhéique, ayant eu pendant les trois premiers mois de sa grossesse un suintement sanguin périodique au niveau des organes génitaux.

Dans un second mémoire publié en 1858 (2), il relate également deux exemples (voy. obs. XI et XII) de fécondation pendant l'aménorrhée de la période de lactation. Il croit, d'ailleurs, que les excitations sexuelles ont, chez les femmes qui allaitent, une grande influence sur la maturation des vésicules ovariennes, car « l'expérience démontre que les nourrices actives et *chastes* restent infécondes jusqu'à ce que la sécrétion lactée ait perdu son énergie ».

En 1842, *Brierre de Boismont* (3) dans son ouvrage sur la menstruation, discute plus complètement la question. Il remarque que si l'on s'en rapporte à l'immense majorité des cas

---

(1) Négrier (d'Angers). *Recherches anatomiques et physiologiques sur les ovaires dans l'espèce humaine, considérés spécialement sous le rapport de leur influence dans la menstruation,* 1840.

(2) Du même. *Recueil de faits pour servir à l'histoire des ovaires et des affections hystériques de la femme,* 1858.

(3) Brierre de Boismont. *De la menstruation dans ses rapports physiologiques et pathologiques.* Paris, 1842.

que l'on observe, il ne semblerait pas douteux que la menstruation est le prototype de la parturition, et que la femme n'est apte à concevoir que si elle est réglée ; il reconnaît cependant que cette proposition a été discutée et, qu'en fait, il existe un certain nombre d'exceptions à la règle qu'on serait tenté d'établir. Ainsi : *Pierre Franck*, à Pavie, a traité une femme, non réglée, et qui a mis au monde trois enfants; chez cette femme, les couches n'étaient pas suivies d'écoulement lochial. *Kahléis* parle d'une femme qui n'eut ses règles qu'après trois grossesses normales ; et *Kleemann* a observé une autre femme qui, mariée à 27 ans, ne fut réglée qu'après avoir eu huit enfants : les règles, dans ce cas, continuèrent normales jusqu'à 54 ans.

Brierre de Boismont parle encore de plusieurs jeunes filles devenues mères avant l'apparition première des règles, et menstruées régulièrement après leur grossesse; mais ces faits nous semblent peu probants dans l'espèce, et nous ne tiendrons pas compte d'un certain nombre d'autres observations analogues dans la suite de ce travail. Il nous semble, en effet, que l'on peut admettre, dans des cas semblables, que les rapprochements sexuels ont eu lieu avant la maturation du premier ovule, et que celui-ci a été fécondé lors de la rupture de la vésicule de de Graaf qui le renfermait; on a dès lors affaire à une grossesse dès la première ponte ovarienne et non pas à une conception dans le cours de l'aménorrhée.

C'est ainsi, du reste, que l'a entendu et fort bien exprimé le Dr Godefroy, professeur d'accouchements à l'École préparatoire de médecine de Rennes (1). « Si, dit-il, la plupart des femmes qui n'ont pas encore été réglées sont stériles, ce qui s'explique facilement par l'absence d'ovules à maturité, puisque c'est la maturité de l'ovule qui détermine la fluxion sanguine de l'appareil génital dont l'écoulement sanguin n'est que la conséquence, cependant on voit assez souvent des jeu-

(1) Godefroy. *Revue de thérapeutique médico-chirurgicale.* Paris, 1869, p. 289.

nes filles devenir enceintes avant d'avoir été menstruées. Dans ce cas, les règles étaient sur le point de paraître, tout l'organisme était disposé pour leur première éruption, un ou plusieurs ovules étaient arrivés à maturité ; aussi après l'accouchement les règles reparaissent comme chez les autres femmes. Ces faits, ajoute Godefroy, prouvent, ce qui est connu depuis longtemps, que l'écoulement menstruel n'est pas le phénomène principal de l'aptitude à la fécondation, qu'il n'est qu'un épiphénomène, et qu'il faut remonter jusqu'à l'ovaire pour trouver la preuve de la puberté confirmée. »

Qu'on nous pardonne cette digression qui vient interrompre l'étude historique que nous avons entreprise, mais il nous a paru qu'il valait mieux dès l'abord nous expliquer sur ce point spécial et faire savoir pourquoi nous éliminions de notre travail tous les faits de grossesse survenue avant l'apparition des règles, lorsque la menstruation *régulière* a suivi l'accouchement.

Brierre de Boismont rapporte également, pour étayer la doctrine qu'il défend, deux intéressantes observations que l'on trouvera plus loin (voy. obs. XVII et XVIII) et qui démontrent d'une façon péremptoire la possibilité de la fécondation de la femme aménorrhéique. Il fait, d'ailleurs, très judicieusement observer qu'il ne faudrait pas conclure de ces faits, à l'exemple de *Roussel* et d'*Emmett*, que la menstruation n'est pas une fonction primordiale de la femme et qu'elle n'est, sans doute, que le résultat de la civilisation empêchant la femme de se livrer au plaisir de l'amour, aussitôt que ce besoin se fait sentir ; il se refuse à admettre que, primitivement, la femme ne devait pas être réglée, ainsi que les femelles des diverses espèces animales. Il voit, au contraire, dans un certain nombre de phénomènes locaux et généraux plus ou moins périodiquement présentés par les deux femmes dont il rapporte l'histoire, et sur lesquels nous insisterons plus tard, la preuve d'un effort de la nature pour établir la menstruation, fonction normale de la femme adulte bien constituée. « Ce n'est, dit-il, qu'exceptionnellement que les règles peuvent manquer et la femme concevoir, encore trouve-t-on le plus souvent quelques symptômes d'une ébauche de périodes cataméniales. »

Quoique moins explicite, et peut-être moins frappé de l'importance des faits de cet ordre, *Colombat* (1) mentionne, comme une curieuse anomalie, la grossesse survenant au cours de l'aménorrhée... « Parmi les causes de stérilité, écrit cet auteur, la plus certaine et l'une des plus ordinaires est sans contredit l'*absence* et l'irrégularité de la menstruation. Quoique nous ayons rapporté quelques exemples de femmes qui ont conçu lors même qu'elles n'avaient jamais été réglées, et de quelques autres qui ne l'avaient été que pendant leur grossesse, il n'en résulte pas moins, malgré ces faits extrêmement rares, que l'écoulement menstruel ne soit l'indice le plus sûr de l'aptitude à la conception. » Et plus loin : « La véritable menstruation ne commence qu'à l'époque où la jeune fille peut devenir mère et cesse lorsque la femme perd, avec ses charmes, le privilège de concevoir. La menstruation est donc une fonction physiologique qui caractérise la période où la femme jouit de la faculté reproductive. Celles qui n'éprouvent pas la révolution menstruelle sont rarement fécondes. »

Il relate en peu de mots l'histoire d'une jeune femme non réglée, mariée depuis plusieurs années et qui a mis au monde un enfant bien portant. Il reconnaît d'ailleurs que les annales de la science fournissent plusieurs observations analogues, et que *Rondellet*, *Zacchias* et *Fodéré* ont rapporté des faits semblables.

Pour *Dubois* (2), la menstruation joue un rôle important dans les fonctions génitales de la femme et est entièrement liée à la constitution de ses organes sexuels; cependant, il reconnaît que son phénomène apparent, c'est-à-dire le flux menstruel, peut manquer dans certains cas, sans que pour cela la fécondation devienne impossible. « Le plus souvent, dit-il, les femmes non réglées ont été stériles, mais plusieurs sont

(1) Colombat. *Traité complet des maladies des femmes et de l'hygiène de leur sexe.* Paris, 1843.

(2) Dubois. *Traité d'accouchements.* Paris, 1849.

devenues mères. Chez la plupart de çes dernières, l'absence des règles a été permanente ; elle avait précédé et elle a suivi la fécondation. Chez quelques autres, leur apparition a eu lieu pour la première fois à la suite de plusieurs grossesses. » Il ne cherche d'ailleurs à donner aucune explication de ces faits exceptionnels.

W. Taylor, de Philadelphie (1), tout en admettant comme « un fait physiologique reconnu par les médecins, que la conception ne peut avoir lieu avant la menstruation », se voit cependant forcé de convenir qu'il existe quelques cas de femmes qui deviennent mères sans avoir été réglées auparavant. Il pense, d'ailleurs, avec raison selon nous, que dans les observations de ce genre, où la menstruation régulière est signalée après l'accouchement, il ne s'agit réellement pas d'une conception pendant l'aménorrhée. « En effet, dit-il, ces femmes ont conçu au moment où la menstruation allait s'établir, et les règles se sont montrées ensuites régulières après la parturition et l'allaitement. »

Il relate en outre une intéressante observation, dont on trouvera plus loin la traduction (voy. obs. XXIII), relative à un cas, qu'il qualifie « d'exceptionnel dans les Annales de la gyné-cologie », de grossesse chez une jeune fille non réglée, avec persistance de l'aménorrhée après les couches.

Churchill (2), après avoir examiné les diverses causes de l'aménorrhée pose, comme règle générale, que les femmes atteintes même d'aménorrhée simple sont inaptes à concevoir. Il reconnaît cependant que cette règle n'est pas absolue, et qu'on cite quelques rares exemples tendant à l'infirmer, entre autres celui d'une femme qui put être mère de trois enfants sans qu'elle eût jamais été réglée ou qu'il se fût produit chez elle aucun écoulement supplémentaire.

Plus loin, Churchill dit encore que la suppression soudaine

(1) W. Taylor. (Philadelphie, 19 août 1852.) *Smith Biddle. Med. Examin.,* 1852.

(2) Fleetwood Churchill. *Traité pratique des maladies des femmes.* Trad. par Alex. Wieland et F. Dubrisay. Paris, 1866.

des règles doit être considérée comme un obstacle, au moins momentané, à la conception, et qu'il n'y a que de rares exceptions à cette loi.

Pour *Aran* (1), au contraire, les exceptions sont fréquentes, et peut-être va-t-il trop loin, lorsqu'il écrit dans ses leçons cliniques, que des femmes très mal réglées et même qui ne l'ont jamais été ont *souvent* des enfants en plus ou moins grand nombre. Il rapporte d'ailleurs une observation, bien connue, d'une femme aménorrhéique et qui n'a jamais été réglée que pendant ses grossesses.

Nous trouvons, dans l'ouvrage de *Nonat et Linas* (2), une discussion un peu plus complète des faits, mais elle nous paraît, par certains côtés, empreinte d'une naïveté surprenante. Après avoir rappelé qu'il existe dans la science un certain nombre d'observations prouvant que l'absence de la menstruation se concilie parfois avec une conformation normale des organes génitaux et, par suite, selon quelques auteurs, avec l'aptitude à la fécondation, ils croient devoir faire de prudentes réserves. La plupart des faits publiés leur semblent entachés d'une grave erreur, en ce que les auteurs qui les ont recueillis ont confondu l'absence de l'hémorrhagie menstruelle avec l'absence de la fonction de menstruation.

« Il est, en effet, disent-ils, de la plus haute importance d'établir une distinction complète entre l'absence absolue de l'ovulation et la simple absence ou suppression des menstrues : l'ovulation est une fonction ; le flux menstruel n'est qu'un phénomène extérieur et accessoire de cette fonction. L'hémorrhagie menstruelle peut manquer, alors que tous les autres phénomènes primordiaux et essentiels de la menstruation s'accomplissent.

« Dans ces cas, la fécondation est possible et s'effectue le plus souvent, bien que les femmes n'aient pas leurs règles. Mais *nous ne croyons pas* que la fécondation puisse avoir lieu

(1) Aran. *Leçons cliniques sur les maladies de l'utérus et de ses annexes,* 1858.

(2) Nonat et Linas. *Traité des maladies de l'utérus et de ses annexes,* 1860.

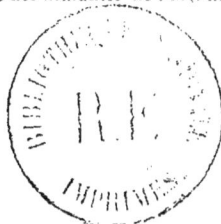

Petit.   2

lorsque, à l'absence des règles, s'ajoute l'absence des autres phénomènes locaux ou généraux de l'ovulation, c'est-à-dire lorsque la fonction principale et nécessaire des ovaires est supprimée. »

Personne n'a jamais eu, que nous sachions, la prétention de prouver le contraire, et si l'on a signalé l'absence des règles dans les diverses observations publiées, on n'a pas cru nécessaire de mentionner que la ponte d'un ovule avait dû néanmoins avoir lieu, le fait se trouvant surabondamment démontré par l'existence même de la grossesse ; aucun auteur n'a songé à admettre la possibilité d'une conception sans la présence d'un ovule fécondé dans l'utérus !

Nouat et Linas pensent d'ailleurs, avec raison, que si le défaut ou la suppression du flux menstruel est compatible parfois avec la fécondation, c'est là, néanmoins, une condition peu favorable à l'accomplissement de cet acte.

Dans une réunion de la Société obstétricale d'Edimbourg, en mars 1820, *James Young* (1) rapporta plusieurs cas de femmes qui, dans l'espace de dix à douze ans, n'ont été réglées qu'une ou deux fois et ont néanmoins donné le jour à six ou huit enfants. Il mentionne particulièrement les deux faits suivants :

OBSERVATION III (de James Young).

1° Mme M... se maria le 10 septembre 1859 ; elle fut réglée dans le courant d'octobre, mais, depuis lors, n'a plus revu ses règles (juin 1870), et a actuellement 6 enfants bien portants ;

2° Mme J..., mariée en janvier 1866, n'a eu, depuis lors, ses règles que 3 fois (juin 1870) et a eu 9 enfants, dont 7 sont vivants.

Le Dr Young fait remarquer que, chez ces deux femmes, les règles étaient régulières avant le mariage. Il est d'ailleurs regrettable que le manque de détails sur l'état général et sur

(1) James Young. *Tr. Edimb. obst. Society* (1869-71), t. 11, p. 74, 1872.

l'intégrité plus ou moins complète des organes génitaux enlève à ces deux faits une grande partie de leur valeur.

Dans la même réunion le *Dr Keiller* fit observer que l'on doit admettre, avec la généralité des auteurs, qu'il peut se produire une ponte ovulaire sans qu'il y ait d'hémorrhagie utérine; il ne donna du reste aucune interprétation du phénomène.

En 1873, *Barker*, dans un travail (1) où il cherche à déterminer jusqu'à quel âge la femme peut concevoir, arrive à conclure que la menstruation n'est pas indispensable pour la conception. Il cite un certain nombre d'exemples de grossesses tardives, et entre autres celui de Sarah, femme d'Abraham, qui devint enceinte à quatre-vingt-dix ans (?). On peut reprocher surtout à l'auteur de ne pas indiquer, dans le plus grand nombre des cas qu'il mentionne, si les règles avaient cessé avant la conception.

Pour *Courty* (2), la ponte ovulaire peut, dans des cas très rares, se produire lorsque la menstruation fait défaut, et il pense que « certaines modifications dans la structure de l'utérus, dans l'activité de sa vie locale, de sa fluxion, de son hyperhémie, de sa contractilité, peuvent s'opposer à l'hémorrhagie utérine, subordonnée à l'ovulation : la conception, dans ces cas, est possible », et il en a observé quelques exemples. C'est ainsi qu'il a vu une femme, mère de plusieurs enfants, qui n'était réglée que pendant ses grossesses. Il rappelle également que *Rondellet*, chancelier de l'Ecole de Montpellier, a connu une femme de Montauban ayant accouché douze fois, sans avoir jamais été réglée, et que *Flechner*, *Barbieri* et *Elséasser* ont observé chacun un cas analogue. (Voy. obs. XIX et VIII.)

« Cependant, dit Courty, il faut convenir que cette absence, dite *physiologique*, des règles est accompagnée le plus souvent d'infécondité. On ne saurait donc, lorsqu'on est consulté pour

(1) In *Philadelph. medic. Times*. 1873.
(2) Courty. *Traité pratique des maladies de l'utérus, de l'ovaire et des trompes*, 2e édit., 1872.

un cas de ce genre, accompagner de trop de réticences une affir-
mation qui ne peut se baser sur l'examen complet d'organes
inaccessibles à nos investigations. »

Dans son Traité des accouchements, *Cazeaux* (1), tout en su-
bordonnant directement l'hémorrhagie menstruelle au phénomène de la ponte ovulaire périodique, reconnaît que parfois
les règles peuvent manquer sans que la marche régulière du
travail ovarien soit en rien suspendue ; il en conclut que « se
fonder, pour nier l'aptitude à la fécondation, sur la non apparition des règles, serait s'exposer à de nombreuses déceptions.
C'est ainsi, dit-il, que l'on trouve dans la science de nombreux
exemples de jeunes filles devenues enceintes avant d'avoir eu
leurs règles, et de femmes qui ont conçu malgré une suppression qui durait déjà depuis plusieurs mois. »

Le professeur *Saboia* (de Rio de Janeiro) envisage également
dans son Traité d'accouchements (2) les rapports de la men-
truation avec la fécondation et reconnaît que, s'il est vrai que
la menstruation soit l'indice extérieur de l'aptitude aux fonctions de la génération, il ne s'ensuit pas cependant que cette
aptitude cesse lorsque les règles viennent à être supprimées.
La menstruation, qu'il considère comme un phénomène simplement *concomitant* de l'ovulation, peut, par exception, ne pas
se manifester, sans que pour cela la femme devienne toujours
stérile. « A l'appui de cette dernière assertion, écrit-il, il ne
manque pas de faits relatifs à des femmes qui, n'ayant jamais
été réglées, ont pu toutefois concevoir, ou qui, ne l'ayant été
qu'à de longs intervalles, sont devenues grosses au milieu de
chacun d'eux. »

Il mentionne, d'après le professeur *Feijo*, l'histoire d'une
dame chez laquelle la menstruation ne se manifestait
que de sept en sept ans, ce qui ne l'empêchait pas de concevoir durant ces diverses périodes, et rappelle que *Everard*

---

(1) Cazeaux. *Traité théorique et pratique de l'art des accouchements.* Paris,
1877.

(2) V. Saboia. *Traité théorique et pratique de la science et de l'art des
accouchements,* 1873.

Home, Haller et *P. Dubois* ont cité quelques observations de femmes qui n'ont été réglées qu'après les premiers accouchements, ou qui, sans l'être, ne continuaient pas moins de concevoir et d'enfanter.

M. de Sinéty (1) insiste peu 'sur les rapports de l'aménorrhée avec la stérilité ; partisan convaincu de la théorie de la *disjonction* entre les phénomènes de l'ovulation et ceux de la menstruation, il ne peut se montrer très surpris qu'une femme non réglée soit apte à concevoir. S'il reconnaît que l'aménorrhée, permanente ou transitoire, est presque toujours en rapport avec une affection plus ou moins grave, il constate aussi qu'elle peut cependant se rencontrer avec un état de santé satisfaisant : il en donne comme preuve deux observations de grossesse survenue dans de semblables conditions.

L'une, due à *Lævy*, est relative à une femme de trente et un ans, ayant accouché six fois, sans avoir jamais eu ses règles, qui débutèrent à cet âge.

L'autre est empruntée à *Beigel* (2). Nous sommes remontés à la source et nous en donnons ici la traduction.

OBSERVATION IV (de Beigel, t. I, p. 330).

Nous avons observé des cas où le flux cataménial ne s'est jamais montré, ni avant le mariage, ni pendant la grossesse et la lactation, ni dans les années qui suivirent.

C'est ainsi que nous avons observé une femme, âgée de 37 ans, concevant dans le cours d'une aménorrhée. Mariée à 19 ans, sans jamais avoir été réglée, elle devint enceinte et accoucha, après une grossesse d'une durée normale, d'un enfant en parfaite santé, qu'elle allaita. Au moment où nous la voyons, elle vient de faire un nouvel accouchement sans accidents.

Elle n'a jamais été réglée et cependant elle est pleine de santé et de force.

(1) De Sinéty. *Manuel pratique de gynécologie.* Paris, 1879.

(2) Beigel. *Die Krankheiten des weiblichen Geschlechtes*, t. I. Erlangen, 1874.

On rencontre également des indications de même ordre dans divers traités de médecine légale, la question qui nous occupe intéressant le médecin légiste au point de vue des constatations qu'il peut être appelé à faire relativement à l'existence d'une grossesse, à la date de la conception, ou encore dans certains cas de prévention d'avortement. Nous avons déjà signalé l'opinion émise sur la matière par Capuron; nous trouvons également dans l'ouvrage de *Briand et Chaudé* (1) mention de faits analagues. « Bien que, disent ces auteurs, la menstruation soit physiologiquement l'indice de la faculté de concevoir, on a de nombreux exemples de jeunes filles devenues mères avant que cette évacuation périodique se soit manifestée. Il est incontestable aussi que des femme peuvent devenir mères sans avoir jamais été réglées. »

Ils citent le fait de *Casper*, relatif à une paysanne allemande, âgée de 32 ans, non réglée et très bien portante qui, avait eu trois, enfants ; et celui, rapporté par *Stolz*, d'une femme qui ne fut réglée qu'une seule fois, et qui devint enceinte après plusieurs années de mariage. Elle eut une couche fort pénible.

« Ces anomalies, disent-ils en terminant, ces caprices de la nature doivent être pris dans certains cas en bien sérieuse considération. »

Dans son Manuel de médecine légale, *Lutaud* (2) insiste sur le même sujet et fait observer que si parfois les règles se prolongent plus ou moins longtemps après le début de la grossesse, il est aussi des femmes qui conçoivent avant d'être réglées, et d'autres qui deviennent plusieurs fois enceintes sans l'avoir jamais été. Il conclut, avec raison que la connaissance de ces faits et des nombreux états pathologiques qui peuvent amener la suppression des règles, doit montrer le peu de valeur qu'on doit accorder à ce signe lorsqu'il s'agit de procéder à une constatation médico-légale de la grossesse.

(1) Briand et Ern. Chaudé. *Manuel complet de médecine légale.* Paris.
(2) Lutaud. *Manuel de médecine légale et de jurisprudence médicale.* Paris, 1881, 3e édit.

Nous avons été surpris, on le comprendra, de trouver dans une autre publication postérieure du même auteur (1) cette phrase : « Tant que la suppression des règles ne donne lieu à aucun symptôme morbide et à aucun signe physique, elle n'a pas de gravité, et n'a d'autre inconvénient que de rendre la femme impropre à la fécondation. »

Signalons enfin sur le sujet une leçon clinique de notre excellent maître, M. *Gallard*, recueillie par nous et publiée dans les *Annales de Gynécologie* (mars, 1882). Nous y avons puisé l'idée première de ce travail.

Nous aurions pu citer encore un certain nombre de cas de grossesses survenues chez des femmes n'ayant pas d'hémorrhagie périodique au niveau des organes génitaux, mais présentant des hémorrhagies supplémentaires par diverses voies, c'est-à-dire des règles déviées : Raciborski (2) en rapporte une vingtaine d'exemples. Mais il nous a semblé que ces faits ne rentraient pas logiquement dans notre sujet, et serviraient bien plus à compliquer la question qu'à y répandre quelque lumière; on peut d'ailleurs considérer que, dans des cas semblables, il s'agit de femmes *anormalement réglées*, et non pas véritablement aménorrhéiques.

(1) Du même auteur. *Précis des maladies des femmes*. Paris, 1883.
(2) Raciborski. *Traité de la menstruation*. Paris, 1868.

CHAPITRE II.

DISCUSSION ET INTERPRÉTATION DES FAITS. — OBSERVATIONS.

Bien que nous n'ayons pas l'intention de traiter ici la difficile et délicate question des rapports qui existent entre l'ovulation et la menstruation, et que nous ne nous croyions pas suffisamment autorisé pour apporter dans le débat, depuis longtemps engagé sur ce sujet, une opinion de quelque valeur, nous serons néanmoins conduit à dire quelques mots des phénomènes qui se passent chaque mois dans l'appareil génital de la femme adulte, normalement constituée. Sans vouloir trancher la question, nous montrerons comment, selon nous, il est permis d'interpréter l'aménorrhée au cours de laquelle la conception reste possible et même relativement fréquente.

Lorsqu'on étudie les phases diverses par lesquelles ont passé nos connaissances relatives à la physiologie de la menstruation, on voit qu'après une longue période, pendant laquelle les théories et les superstitions les plus bizarres ont régné sur l'origine du sang menstruel, dont les retours périodiques étaient, par quelques-uns, attribués aux phases de la lune, la question n'est entrée dans une voie réellement scientifique, qu'en 1831, à la suite de la communication faite par *Négrier* à la *Société de médecine d'Angers*.

On sait que *Gendrin* a voulu lui disputer la priorité de la théorie de l'*ovulation spontanée;* ce n'est pas ici le lieu de reproduire les pièces du débat qui a établi de façon indiscutable les droits de Négrier à revendiquer cette importante découverte (1).

Depuis le mémoire du célèbre médecin d'Angers, publié seu-

(1) Voy. *Gazette médicale,* 1830.

lement en 1840 (1), tous les auteurs, ou peu s'en faut, qui se sont occupés de la menstruation et des fonctions génitales de la femme, sont tombés d'accord pour reconnaître que la maturation du follicule de de Graaf et la ponte ovarienne mensuelle sont la cause efficiente, prépondérante, de la congestion pelvienne et de l'hémorrhagie utérine qui constituent le phénomène de la menstruation. A cette opinion se rattachent les noms des maîtres les plus connus et les plus estimés, *Négrier, Coste, Gendrin, Velpeau, Dubois, Béclard, Depaul* en France, *Raciborski, Spencer Wells, Marion Sims, Gaillard Thomas* à l'étranger.

Quelques dissidences cependant se sont produites, et à la suite d'*Aran*, un certain nombre d'auteurs ont, dans ces dernières années, cherché à renverser la doctrine établie pour la remplacer par une autre toute différente, reposant sur la constatation de faits contradictoires : la théorie de la *disjonction* entre l'ovulation et la menstruation fut dès lors formulée et rallia quelques partisans dont l'autorité est indiscutable.

Son champion le plus autorisé, en France, est M. *de Sinéty* qui semble cependant conserver encore bien des doutes, puisqu'il reconnaît (2) « que toute théorie générale relative à la fonction menstruelle est encore prématurée dans l'état actuel de nos connaissances » et qu'il résume son opinion sur le sujet en disant que « l'ovulation et le flux menstruel sont deux phénomènes ordinairement connexes, mais non liés nécessairement l'un à l'autre ».

M. de Sinéty est d'avis qu'*une seule exception* (et elles sont certainement plus nombreuses) suffirait pour détruire la théorie ovarienne de la menstruation. Nous serions bien plus tenté, pour notre part, de suivre le précepte de Claude Bernard, qui professait que des résultats contradictoires ne détruisent en rien d'autres résultats précédemment obtenus et que « en présence de l'incertitude qu'ils peuvent jeter sur des conclusions trop affirmatives, le moyen d'arriver à la vérité n'est

(1) Ouvrage cité.
(2) De Sinéty. *Loc. cit.*

pas de nier les résultats positifs au nom des résultats négatifs, ou réciproquement, mais bien de chercher la raison de leur divergence ».

C'est là, en effet, croyons-nous, la véritable méthode scientifique, et nous mettrons nos efforts à ne nous en point écarter. C'est grâce à elle que nous espérons arriver à démontrer la raison de la divergence *apparente* entre la théorie de la menstruation de cause ovarienne et un certain nombre de faits d'observation invoqués pour la combattre.

Nous admettrons donc, avec les réserves qui nous sont imposées par l'autorité des défenseurs de la *disjonction*, que la théorie de la ponte ovulaire, comme cause efficiente de la menstruation, répond à l'immense majorité des cas, et chercherons à interpréter, de la façon la plus rationnelle, les faits de conception au cours de l'aménorrhée qui pourraient, à première vue, fournir un nouvel argument contre cette doctrine.

La menstruation peut donc être regardée, suivant l'expression de Raciborski, comme la terminaison critique de la congestion des organes génitaux qui accompagne le complet développement du follicule de de Graaf. Quelle que soit l'interprétation que l'on donne du mécanisme intime de cette congestion, que l'on admette avec *Pflüger* et le professeur *Vulpian* qu'elle est le résultat d'un acte réflexe dont le point de départ centripète siége dans l'ovaire, ou que l'on regarde, avec *Longet* et *Courty*, l'ovulation et l'hémorrhagie utérine comme deux phénomènes intimement liés, dépendant d'une cause plus générale qui réside dans le système nerveux central et préside à l'exaltation périodique de tout l'appareil génital, ainsi qu'à son retentissement sur l'appareil de la lactation et sur l'économie tout entière, on arrive, croyons-nous, à cette conclusion, confirmée par l'expérience de chaque jour, que l'ovaire joue chez la femme le principal rôle dans la fonction génésique. Si l'on peut hésiter à admettre dans sa forme, peut-être un peu absolue, l'aphorisme formulé par *Chéreau* (1) « Propter solum ova-

(1) Chereau. *Mémoire pour servir à l'histoire des maladies des ovaires*, 1844.

« rium mulier id est quod est », il faut bien reconnaître,
cependant, que c'est cet organe qui constitue la caractéristique sexuelle de la femelle, de même que le testicule définit
le mâle.

On a pu dire, avec raison, que dans la généralité des cas,
lorsque l'ovaire n'existe pas, les règles font défaut. Dans toutes
les observations d'absence congénitale des ovaires, recueillies
par *Morgagni*, *Simon*, *Renauldin* et nombre d'autres, l'écoulement menstruel n'a jamais été constaté; *Puech* (1), qui a
réuni un assez grand nombre d'observations analogues, arrive
à la même conclusion: stérilité et aménorrhée complète. Il
fait du reste remarquer que, si dans certains cas l'absence
congénitale des deux ovaires s'accompagnait de malformations
ou d'absence des trompes, de l'utérus ou du vagin, il en est
dans lesquels les ovaires seuls faisaient défaut, les autres organes étant normalement constitués et que, cependant, les
règles n'ont jamais paru. Lorsqu'un seul ovaire manquait, la
menstruation était régulière et la grossesse s'était produite
assez fréquemment. *Scanzoni*, *Behling*, *Chaussier*, *Granville*,
ont rapporté des faits du même genre.

La relation de *G. Robert* (2) sur les *hedjeras*, ou eunuques
femelles de l'Asie centrale, ne laisse, il nous semble, aucun
doute sur l'influence de l'ablation des deux ovaires avant
l'époque de la puberté, relativement à la suppression de tout
phénomène d'instauration cataméniale.

Mais depuis que l'extirpation des ovaires, soit sains, soit
atteints d'affections diverses, est entrée dans la pratique de la
chirurgie, quelques dissidences se sont produites au sujet de
la constance de la suppression des règles à la suite de l'opération de Battey, ou de l'ovariotomie double.

Sans vouloir remonter jusqu'à l'histoire célèbre de ce châ-
treur de porcs, qui enleva les deux ovaires à sa fille pour ré-

(1) Puech. *Des ovaires et de leurs anomalies.* Paris, 1873.
(2) G. Robert. In *Journal l'Expérience*, février 1843.

fréner ses mœurs déréglées (1), nous pouvons citer l'observation bien connue de *Percival Pott* (2) qui enleva, chez une jeune femme de 25 ans, les deux ovaires herniés et supprima dès ce moment la menstruation, qui avait été très régulière auparavant.

En 1781, *Themmen* (*loc. cit.*) signalait la suppression complète des règles chez les femmes qui ont subi l'extirpation des deux ovaires.

Presque tous les chirurgiens qui ont, depuis cette époque, pratiqué l'ablation des ovaires ont constaté que, si elle est *complète* et a porté sur les *deux ovaires*, la cessation du flux menstruel en est la conséquence. Sans vouloir multiplier les citations, nous dirons que *Kœberlé* (3) affirme « qu'après l'ablation des deux ovaires, il survient de l'aménorrhée et une stérilité absolue. L'ovariotomie double, dit-il, est en quelque sorte suivie immédiatement de la ménopause, sans que, d'ailleurs, l'état physique et physiologique de la femme se ressente d'une manière spéciale de la mutilation qu'elle a subie. » Il dit d'autre part dans une lettre à Puech (4), reproduite par cet auteur : « Dans tous les cas d'ovariotomie double, il y a aménorrhée et santé parfaite. »

Péan (5) reconnaît que si les ovaires ont été enlevés en totalité, la ménopause est la conséquence forcée de l'opération, tandis que, si un seul ovaire a été extirpé, les règles ne sont pas habituellement troublées ; on les a même vues devenir plus régulières qu'avant l'opération.

Du reste, M. *Le Bec*, qui dans un travail récent (6) a analysé

(1) Wier. *Opera omnia. Observat. medic. rariorum*, lib. II. Amsterdam, 1640.

(2) P. Pott. *Œuvres chirurgicales*, t. I, p. 492. Paris, 1777.

(3) Kœberlé. In *Nouveau dictionnaire de médecine et de chirurgie pratiques*, t. XXV.

(4) Puech. *Loc. cit.*

(5) Péan. *De l'ablation des tumeurs du ventre, considérée dans ses rapports avec la menstruation*, etc. In *Gazette médicale*, 1880.

(6) Le Bec. *Recherches sur les suites éloignées des opérations d'ovariotomie. In Arch. gén. de médecine*, 1882.

la plupart des faits d'ovariotomie, au point de vue des modifications consécutives de la menstruation, arrive à la conclusion suivante : « Dans la pratique de nos maîtres, nous trouvons la preuve de cette aménorrhée à la suite d'une double
ovariotomie. Il est avéré que c'est une règle générale, et c'est
peut-être la raison qui fait que ces observations ne sont pas
plus souvent publiées. M. le professeur *Duplay*, qui a déjà
pratiqué un grand nombre d'ovariotomies, a eu la bonté de
nous communiquer quelques-uns des cas où l'absence totale
de la menstruation nous montre que c'est là la règle générale,
on pourrait dire absolue. »

En faisant également la statistique des résultats de l'opération de Battey, au même point de vue, Le Bec a constaté que
sur 59 opérations d'ovariotomie double on a vu :

Ménopause........ 53 fois.
Flux irréguliers..... 4 —
Ovaire retiré en partie . 1 —
Menstruation régulière. 1 —

Nous n'ignorons pas, d'ailleurs, que l'on a cité un assez
grand nombre d'observations contradictoires et l'on pourra
consulter avec fruit à ce sujet la thèse du Dr *Ormières* (1).
Mais si l'on retranche des faits qu'il rapporte tous ceux dont
la brièveté et le manque de détails suffisants peuvent prêter
au doute, si de plus on tient compte des objections sérieuses
qui ont été formulées par *Hégar, Kœberlé, Péan, Gaillard-Tho-
mas, Spencer Wells*, relativement à la valeur de certaines
observations, invoquées comme probantes, on comprendra les
réserves prudentes faites par M. Ormières, et l'on sera tenté
de les accentuer encore davantage.

En effet, quelques observations se sont trouvées, paraît-il,
modifiées, involontairement sans doute, par les auteurs qui les
ont reproduites. Tel est le cas emprunpté à Kœberlé, d'ovariotomie double et d'hystérectomie avec persistauce des règles ; il
a été invoqué par *Peaslee, Goodman* et d'autres encore pour

(1) L. Ormières, *Sur la menstruation après l'ovariotomie et l'hystérectomie*,
thèse de Paris, 1880.

combatte l'origine ovarienne de la menstruation. Mais nous trouvons dans *Hegar* (1) le passage suivant d'une lettre de Kœberlé écrite à ce sujet : « Il y a malentendu de la part de M. Peaslee au sujet d'une de mes opérées dont le corps de la matrice a été extirpé et qui a continué à avoir des règles aux depens de la portion cervicale de l'utérus. Cette malade n'avait pas subi l'extirpation des ovaires. Il survint peu de temps après l'extirpation une grossesse extra-utérine et l'opérée a succombé au sixième mois de la grossesse par suite d'un accident. »

D'autre part, dans un certain nombre de cas où les règles ont persisté, Kœberlé, Péan, Panas, Hégar, etc., ont admis, et parfois constaté, qu'il était resté après l'opération une portion de l'ovaire dans l'abdomen. *Battey* (2), qui admet en principe que la ménopause est la règle après l'extirpation des deux ovaires, fait les mêmes réserves pour deux cas où la menstruation n'a pas été supprimée, et dans lesquels il est porté à croire que, vu la difficulté de l'opération, il n'avait pas *compris la glande tout entière dans la ligature*. Il est vrai que l'on ne peut affirmer l'ablation totale des deux ovaires, lors de persistance des règles, que « si, après la mort du sujet, un examen microscopique très minutieux démontre qu'il ne reste pas dans la cavité abdominale la moindre trace de parenchyme ovarique » (3). De ce qu'une pareille observation idéale réalisant toutes les conditions d'une expérience de laboratoire n'existe pas dans la science, ce n'est pas une raison, croyons-nous, pour admettre l'exactitude absolue des faits de menstruation après l'ovariotomie *double*.

Enfin on peut admettre avec *Péan* et *Terrillon* (4) que ces

(1) Hegar. *Die Castration der Frauen*, 1878.

(2) Battey. *Extirpation of the functionally active ovaries for the remedy of otherwise incurable diseases*. In *Gynecological transactions*, 1877.

(3) Nordau. *De la castration de la femme*. Paris. 1882.

(4) Terrillon. *Des troubles de la menstruation après les lésions chirurgicales ou traumatiques et après l'ovariotomie. Annales de gynécologie*, septembre 1882.

hémorrhagies utérines ne sont pas de véritables règles; elles sont en effet, le plus souvent, assez irrégulières, diminuent progressivement d'intensité, ou ne durent que pendant les premiers mois qui suivent l'opération. Des métrorrhagies analogues ont été du reste observées après divers grands traumatismes chirurgicaux ne portant en rien sur les organes sexuels. C'est pour consacrer la même opinion que *Spencer Wells* les a désignées sous le nom de *Métrostaxis*.

Quoi qu'il en soit de toutes ces objections, nous ne nous refusons pas à admettre que, dans quelques cas exeptionnels, la menstruation a continué après l'ablation des deux ovaires, mais, n'es-t-il pas rationnel de voir dans cette persistance d'une hémorrhagie périodique une manifestation de *l'habitude organique* créée au niveau de la muqueuse utérine par la répétition du flux menstruel pendant un nombre plus ou moins considérable d'années. L'habitude acquise par un organe soumis à une fonction périodique est d'ailleurs admise par *Depaul* et *Guéniot* (1) dans des cas analogues, et par *Dubois* et *Pajot*, ainsi que par *Courty* (2) au sujet de divers troubles menstruels. Ne constate-t-on pas des phénomènes de même ordre chez les hémorhoïdaires, et l'habitude n'a-t-elle pas une réelle action sur un grand nombre de fonctions normales ou de perturbations pathologiques de l'organisme ?

Nous tenons de M.*S. Pozzi* (communication orale) que, dans les cas cités de persistance des règles après l'ablation des deux ovaires, il faut certainement faire entrer en ligne de compte *l'habitude*, acquise par l'utérus, de la congestion périodique; et d'ailleurs, si le réflexe parti du vagin ou du col utérin suffit, dans quelques cas, ainsi que le veut M. Ormières pour entretenir la menstruation régulière, nous trouvons cependant une preuve de son impuissance dans l'aménorrhée absolue des *hedjeras* ou des femmes privées congénitalement

---

(1) Depaul et Guéniot. *Dictionnaire encyclopédique des sciences médicales* Art. : *Menstruation.*

(2) Courty. *Loc. cit.*

d'ovaires, et chez lesquelles l'habitude du flux cataménial n'a pu être créée par la ponte ovarienne.

La suppression des règles a été également observée par différents auteurs, à la suite d'affections aiguës ou chroniques des ovaires, ayant amené l'atrophie ou la destruction de leur parenchyme; c'est ainsi que dans les cas d'ovarite, de kystes des ovaires, ou de dègénérescence carcinomateuse de ces organes, on voit, le plus souvent, les menstrues devenir très irrégulières ou même disparaître complètement, et la femme rester stérile, par suite de la cessation de la ponte ovulaire. Ces cas, du reste, sont, ainsi qu'on le comprend facilement, moins probants que ceux d'absence congénitale ou d'extirpation des deux ovaires, et comportent deux causes d'erreur difficiles à éliminer : une portion de l'organe peut demeurer saine et fournir un certain nombre de follicules de de Graaf, et, en outre, l'habitude de la congestion mensuelle est acquise par l'utérus et suppléée peut-être en partie à l'insuffisance de l'excitation ovarienne.

Enfin, chez les jeunes filles, avant la puberté, et chez les femmes âgées, après la ménopause, on constate presque constamment l'infécondité, c'est-à-dire le repos de l'ovaire, en même temps que l'absence de l'hémorrhagie utérine périodique; au contraire, dans les cas de menstruation précoce ou tardive, on a pu observer des grossesses survenues à un âge qui, d'ordinaire, comporte la stérilité.

Il semblerait, dès lors, que l'on soit autorisé à tirer des faits que nous venons d'exposer la conclusion suivante : L'aménorrhée est, le plus souvent symptomatique du non fonctionnement de l'ovaire et, par suite, s'accompagne chez la femme d'infécondité. — (Il est d'ailleurs bien entendu que nous ne parlons ici que de l'aménorrhé qui s'observe chez les femmes normalement constituées et dont les organes génitaux ne présentent aucun vice de conformation, aucune lésion acquise pouvant s'opposer à l'issue du sang des règles à l'extérieur : il ne peut être question de l'aménorrhée par rétention.)

Telle n'est pas, cependant, d'après nous, la véritable interprétation que l'on doive donner des phénomènes qui nous occupent. En effet, s'il ne se produit pas, le plus souvent, d'hémorrhagie menstruelle sans ponte ovulaire, il est au contraire des cas déterminés dans lesquels la ponte ovulaire a lieu sans que l'utérus fournisse aucun écoulement sanguin. C'est dans ces circonstances que la conception reste ₁possible chez la femme aménorrhéique; ce que prouvent, à n'en pouvoir douter, les observations de grossesse survenue dans de semblables conditions.

Voyons donc quelle est l'explication la plus rationnelle, selon nous, que comporte cette curieuse anomalie des fonctions de reproduction.

On trouve, dans *Paul d'Egine*, un aphorisme qui renferme en substance la théorie que nous allons développer au suje de la variété d'aménorrhée que nous étudions : « *Retinentur menstruœ quando corpus totum non est sanum.* » C'est en effet à un état morbide, à une affection locale ou générale de la femme aménorrhéïque que l'on peut attribuer le silence de l'utérus alors que l'ovulation suit son cours régulier.

Nous avons vu que chez la femme adulte, normalement constituée, depuis la puberté jusqu'à la ménopause, l'excitation venant de l'ovaire, au moment de la maturation mensuelle du follicule de de Graaf, retentit sur tout le système génital et produit, en même temps que des modifications dans l'état général, une congestion des organes du petit bassin accompagnée de sensation plus au moins pénible, dont l'ensemble constitue ce que l'on nomme le *molimen hémorrhagicum*. Cette congestion, parvenue à son apogée, se traduit au niveau de l'utérus par des ruptures vasculaires, de la desquamation épithéliale et, en dernier ressort, aboutit à une hémorrhagie plus ou moins considérable qui s'écoule à l'extérieur et constitue les règles. Tel est l'enchaînement physiologie des phénomènes cataméniaux; mais il peut se rencontrer dans l'utérus lui même, ou dans l'état de santé général de la femme, des conditions qui s'opposent d'une façon plus ou moins complète à la production

Petit.   3

d'une hémorrhagie : la muqueuse utérine ne répond plus par un flux sanguin à l'incitation partie de l'ovaire.

C'est de cette façon qu'il faut comprendre la proposition suivante formulée par *Négrier* (1) : « Si les faits que nous avons cités autorisent à conclure qu'il n'y pas d'hémorrhagie menstruelle sans une rupture vésiculaire dans l'ovaire, il n'en est pas de même de cette autre proposition, que la rupture d'une vésicule ovarique est nécessairement accompagnée d'une hémorrhagie »; et aussi ce passage du Traité d'accouchements de *Cazeaux :* « L'hémorrhagie utérine peut manquer sans entraver en rien la marche régulière du travail ovarien. En un mot, la ponte spontanée qui provoque ordinairement une exhalation sanguine sur la face interne de la matrice peut concentrer son action sur l'ovaire seul. »

Est-ce là une preuve de la *disjonction?* Nous ne pouvons admettre une semblable interprétation des faits, et l'on sait, en particulier, que les deux auteurs dont nous venons de reproduire les textes sont des partisans convaincus de la théorie ovarienne de la menstruation. Nous citerons encore à l'appui de notre manière de voir l'ingénieuse comparaison établie par M. *Gallard* à propos des phénomènes de la crise cataméniale. « L'utérus, dit-il (clinique déjà citée), peut oublier, dans certains cas, d'obéir à l'impulsion fonctionnelle qu'il reçoit de l'ovaire, de la même façon que l'explosion d'une arme à feu peut quelquefois manquer de se produire après l'éclatement de la capsule, sans que pour cela il se soit jamais trouvé personne qui ait osé prétendre qu'il n'y a pas corrélation intime et forcée entre les deux phénomènes. »

On trouve assez fréquemment la preuve de ce que nous avançons dans l'écoulement leucorrhéique qui se montre périodiquement chez les femmes atteintes d'aménorrhée, et qui remplace, en quelque sorte, les règles, si bien qu'il a reçu le nom de *règles blanches*. Il résulte d'une congestion de la muqueuse utérine, insuffisante pour amener des ruptures vascu-

(1) Négrier. *Loc. cit.*, 1840.

laires et donner lieu à une hémorrhagie, mais assez marquée cependant pour déterminer une hypersécrétion des glandes propres de l'organe. Ces *règles blanches* sont ordinairement accompagnées d'un molimen analogue à celui qui s'observe avec des règles normales; elles durent comme ces dernières de un à cinq ou six jours et, comme elles, traduisent par un phénomène extérieur appréciable, la ponte d'un ovule parvenu à maturité.

On peut encore trouver une preuve de la relation que présente cette leucorrhée périodique avec le flux menstruel; et du rôle de suppléance qu'elle joue à l'égard de la menstruation normale dans ce fait, que l'écoulement blanc jaunâtre qui la compose prend parfois, et à des époques plus ou moins distantes les unes des autres, une coloration rosée, arrivant même jusqu'à lui donner un aspect sanguinolent; c'est là une véritable ébauche de l'hémorrhagie menstruelle : un degré de plus et les *règles rouges* seraient constituées. Nous avons constaté ces diverses modifications chez une des malades soumises à notre examen et qui a présenté tantôt de l'aménorrhée avec règles blanches très nettes, tantôt des règles simplement rosées et enfin, à d'autres moments, un flux sanguin menstruel normal (voy. obs. VI). Chez cette femme, du reste, ces divers écoulements périodiques se sont toujours accompagnés d'un molimen marqué, sur la nature duquel la malade affirme ne pouvoir se méprendre.

Les *règles blanches* étaient déjà connues de *Themmen* (1), qui avait fort bien apprécié leur importance au point de vue de l'aptitude à la fécondation des femmes chez lesquelles on les constate.

« On remarque, dit-il, quelques femmes qui n'ont pas leurs mois, c'est-à-dire chez lesquelles manque l'évacuation du sang rouge, et qui sont pourtant devenues mères. Je me suis donné beaucoup de peine pour savoir ce qui se passait chez ces sortes de femmes. J'en ai rencontré trois : la première

(1) Themmen. *Loc. cit.*

avait des *flueurs blanches* dont l'écoulement coïncidait avec le retour habituel des règles; les deux autres montraient chaque mois les phénomènes des femmes menstruées, le stade menstruel se terminait tantôt par la diarrhée, tantôt par une urine épaisse et trouble, tantôt par des *flueurs blanches*..... Elles étaient bien portantes et toutes rendaient à la même époque, c'est-à-dire au moment où les règles auraient dû couler, une certaine matière par la vulve; aussi oserai-je dire, avec Van Swieten, que toutes les femmes qui ne rendent aucune matière par la matrice sont stériles. »

On ne peut définir plus clairement l'existence du molimen menstruel et des règles blanches. Nous trouvons une indication du même ordre, appréciée d'une façon presque identique, dans les observations rapportées par Brierre de Boismont (voy. obs. XVII et XVIII), et aussi dans celle de Négrier (voy. obs. X) ainsi que dans deux autres de nos observations personnelles (voy. obs. VI et XX).

M. Gallard insiste avec soin sur l'importance de cet écoulement, tant au point de vue théorique qu'au point de vue clinique, et nous avons soigneusement recherché son existence chez les femmes que nous avons nous-même examinées. Nous ne voudrions pas affirmer qu'il ne s'est produit que dans les cas où nous avons pu réussir à en déceler la trace; on comprend, en effet, quelle difficulté on peut éprouver à obtenir de bien des malades de la clientèle hospitalière, peu soigneuses d'elles-mêmes et médiocrement intelligentes, des renseignements précis sur ce point délicat; elles s'aperçoivent bien de la suppression du sang de leurs règles, mais ne remarquent pas si une leucorrhée, souvent permanente, subit des exacerbations mensuelles régulières.

Enfin, il nous faut bien admettre que, dans quelques cas, ces phénomènes périodiques peuvent faire entièrement défaut, soit que l'état de la muqueuse utérine elle-même s'oppose à toute sécrétion leucorrhéique, soit que, chez certaines femmes, l'incitation ovarienne, moins vivement ressentie, reste insuffisante à la déterminer.

.. Il nous reste, dès lors, à rechercher les causes qui condamnent l'utérus au silence, bien que l'ovaire remplisse ses fonctions physiologiques; en un mot, à expliquer la pathogénie de l'aménorrhée chez des femmes qui continuent à amener chaque mois un ovule à maturité et chez lesquelles, par conséquent, la conception est possible en l'absence de toute hémorrhagie cataméniale.

Une des causes les plus évidentes, mais sur lesquelles nous n'avons pas à nous arrêter, et pour cause, c'est l'absence congénitale de l'utérus chez une femme possédant des ovaires normaux; les exemples n'en sont pas très rares, et M. Gallard en a publié un cas curieux, avec examen nécroscopique à l'appui : il est relatif à une femme morte à l'âge de 60 ans, après avoir été mariée deux fois, bien qu'elle n'eût ni vagin, ni utérus. On constatait sur les ovaires de nombreuses cicatrices ne permettant pas de douter qu'ils eussent fonctionné.

Mais ces cas ne rentrent pas dans le cadre que nous nous sommes tracé; l'aménorrhée permanente et la stérilité absolue qu'ils comportent n'ont pas besoin d'explication.

Si, dans des circonstances semblables, la conception est impossible, on comprend qu'il pourra n'en plus être de même à mesure que l'utérus, bien que toujours insuffisamment développé, se rapprochera plus complètement de l'état normal. *Puech* (1) a signalé la variété d'arrêt de développement qu'il a qualifiée du nom d'*utérus pubescent*, comme une cause d'aménorrhée; mais si la stérilité est encore une conséquence presque fatale de cette malformation, il peut exister seulement un léger degré d'atrophie de la matrice, permettant la conception et l'évolution de la grossesse, mais constituant, ainsi que l'admet Courty, une des causes de l'aménorrhée que nous étudions.

Plus fréquemment, peut-être, la torpeur de l'utérus, se révélant aux époques de l'ovulation par l'aménorrhée qui en est la conséquence, trouve son explication dans une lésion plus

(1) Puech. *De l'utérus pubescent.* In *Annales de gynécologie*, t. I, 1874.

ou moins prononcée de la muqueuse qui revêt sa face interne. C'est du moins ce qui semble résulter du fait intéressant publié par M. le Dr *Burdel* (de Vierzon) (1).

Nous résumons ici cette observation rédigée, dans le texte original, sous forme de lettre adressée à M. Gallard.

OBSERVATION V (du Dr Burdel, de Vierzon).

Appelé une nuit auprès d'une jeune femme de 21 ans, primipare, qu'une matrone de village venait d'accoucher, je trouvai l'enfant vivant, très fort, mais le placenta, qui était adhérent et avait été tiraillé brutalement, gisait dans une nappe de sang entre les jambes de la malade avec l'utérus sorti au dehors et retourné comme un gant. La jeune femme était exsangue, inanimée et tombée en syncope.

Après m'être assuré qu'elle vivait encore, et lui avoir prodigué les premiers soins, je détachai lentement, en m'aidant des ongles, le placenta du fond de l'utérus. Je tentai alors la réduction de l'utérus, ce qui me fut facile, car ni le col, ni le corps n'étaient contractés, si bien qu'avec les doigts d'abord et le poing ensuite, je réduisis le fond de l'utérus et le remis en place.

Je fis prendre à la malade une limonade vineuse et ne me retirai que lorsqu'elle fut revenue à elle, lavée, changée de linge et placée dans un autre lit.

Le lendemain, l'hémorrhagie ne s'était pas renouvelée et l'état général était aussi satisfaisant que possible. T. 38°, P. 86. Douleur dans le ventre, sensation de brisement et fatigue extrême. L'utérus, sans être globuleux, semblait contracté et revenu sur lui-même.

Je fus rappelé, peu après mon départ, pour une nouvelle hémorrhagie; la malade avait encore perdu une notable quantité de sang et était retombée en syncope. Je prescrivis les cordiaux et une potion à l'ergotine.

Quelques jours après : symptômes de métro-péritonite assez aiguë, avec fièvre puerpérale et accès pernicieux (la *malaria* est endémique dans le pays). Les badigeonnages de l'abdomen avec le collodion, et l'administration du sulfate de quinine, aidé pendant longtemps des préparations de fer et de quinquina, triomphèrent de

(1) Burdel (de Vierzon). In *Annales de gynécologie*, t. XI, 1879.

cette première et terrible complication. Mais l'état anémique très prononcé, de nouveaux accès pernicieux, et enfin une phlébite et une angioleucite utérine, compliquées de leucocythémie des plus profondes, mirent pendant dix mois les jours de la malade en danger. Grâce à sa bonne constitution et à l'influence des conditions de salubrité qu'on ne rencontre qu'à la campagne, la guérison fut obtenue complète et la convalescence elle-même était terminée après dix-huit mois.

Pendant tout le temps que dura la convalescence, la jeune femme, bien entendu, ne fut pas menstruée. Jusque-là rien d'extraordinaire ni d'anormal, puisque l'aménorrhée est le plus souvent la conséquence de l'anémie. Mais lorsque cette jeune femme fut rendue à la santé, que le sang fut redevenu aussi riche et abondant que le comporte la santé parfaite, la menstruation ne se fit pas davantage.

Deux ans et demi s'étaient déjà écoulés depuis ce terrible accouchement et les accidents qui s'ensuivirent, que cette jeune femme devint enceinte, sans avoir vu ses règles reparaître. Le second accouchement fut plus heureux que le premier; l'enfant vint au monde viable et assez fort. Il fut nourri par sa mère; mais, pendant comme après l'allaitement, les menstrues ne revinrent pas, et ce second enfant avait déjà seize mois, que cette femme devint enceinte pour la troisième fois.

Le troisième accouchement fut aussi heureux que le second; l'enfant fut nourri, puis sevré, et toujours les règles ne reparurent pas.

Enfin, voilà quinze ans que ces faits se sont passés, et cette femme, qui n'a aujourd'hui que trente-six ans, n'a jamais revu ses règles, bien qu'un quatrième enfant ait été mis au monde il y a six ans.

M. le Dr *Burdel* fait suivre cette observation curieuse de réflexions que nous ne pouvons mieux faire que de reproduire: « Comment, dit-il, faire concorder ces fonctions physiologiques de l'utérus dont une partie a été interrompue pour toujours, tandis que l'autre est restée en activité? Qu'est devenue, dès lors, chez cette femme, cette fonction de menstruation dont le but est d'aider et de participer au phénomène de l'ovulation, sans lequel la fécondation et la conception ne sauraient se faire? Quels désordres se sont donc produits chez cette femme, à l'époque de l'inversion de l'utérus, pour détruire et faire disparaître à tout jamais la menstruation que, jusqu'à présent on a regardée, non sans raison, comme des plus importantes, pour ne pas dire indispensable, à la fécondation et à la conception ?

« L'appareil ovarien est resté intact et a pu accomplir les fonctions qui lui sont dévolues, voilà ce qui ressort de ce fait, puisque trois grossesses normales se sont produites; mais du côté de la membrane muqueuse utérine et du tissu utérin lui-même, que s'est-il passé? Voilà ce qui reste à indiquer, et ce que je ne puis dire, attendu qu'au moment où je suis arrivé et où j'ai réduit l'inversion, ma curiosité était attirée vers un point plus important. »

En réponse aux questions posées par M. Burdel, M. *Gallard* a formulé l'explication suivante, qui constitue un argument précieux à l'appui de la thèse que nous soutenons.

« Il faut, de toute nécessité, pour que cette femme ait pu avoir ses trois dernières grossesses, que les fonctions de ses ovaires aient persisté; il n'est d'ailleurs pas probable que les trois ovules qui ont été fécondés soient les seuls qui aient été amenés à maturité: aussi devons-nous admettre que le travail d'ovulation a eu lieu chez elle comme chez les autres femmes, à dater du jour où elle a été complètement rétablie.

« Si l'utérus n'a pas répondu à l'appel des ovaires, et s'il n'a fourni aucun écoulement sanguin, c'est que, sans doute, sa muqueuse avait été profondément modifiée dans sa structure par son exposition à l'air et par les phénomènes morbides dont elle a été le siége à la suite de la réduction. Peut-être les règles ont-elles été remplacées par un flux leucorrhéique: ce renseignement nous manque; mais si ce flux lui-même a fait défaut, c'est que l'exfoliation de la muqueuse utérine avait amené la destruction plus ou moins complète des glandes mucipares. Malgré cela, tout en devenant incapable de permettre l'écoulement du sang, ou de fournir une sécrétion muqueuse, cette membrane a pu conserver les qualités nécessaires pour recevoir le germe fécondé, lui permettre de se greffer sur elle

et de s'y développer dans des conditions parfaitement physiologiques. »

Il n'existera pas toujours de lésions utérines aussi facilement appréciables et nous devons nous occuper d'un tout autre
ordre de causes produisant l'aménorrhée, sans altérer la ponte
ovulaire : nous voulons parler de l'influence de la santé générale de la femme, de son état pathologique et des conditions
d'existence au milieu desquelles elle se trouve placée.

On peut résumer en un mot la pathogénie de l'aménorrhée
dans ces circonstances multiples qui semblent toutes agir de
la même façon : elle résulte de l'*anémie*. Que cette anémie soit
essentielle, simple, qu'il s'agisse de chlorose, de la convalescence d'une grave maladie, d'une cachexie déterminée, d'une
diathèse en voie d'évolution, des privations ou de la misère,
enfin qu'elle résulte d'une cause morbide quelconque, l'interprétation des phénomènes reste identique : *l'état anémique de
la malade ne lui permet pas de fournir les éléments de l'hémorrhagie menstruelle, bien que sa muqueuse utérine y soit solli-
citée par le travail physiologique qui se passe dans l'ovaire.*

Peut-être nous dira-t-on que, chez une femme atteinte aussi
profondément dans sa santé générale, l'évolution des vésicules
de de Graaf n'a pas lieu, que l'ovaire reste silencieux à l'égal
de l'utérus, et que, si les règles ne se montrent pas, c'est que
la ponte ovulaire elle-même est suspendue. Il nous sera facile
de réfuter cette objection toute théorique : il est aujourd'hui
un fait d'observation bien établi, c'est la constatation, sur les
ovaires de femmes phthisiques, mortes après avoir présenté
une période plus ou moins longue d'aménorrhée, de cicatrices
multiples et de corps jaunes en voie de régression plus ou
moins complète, traces indélébiles et irréfutables de la ponte
ovulaire qui a persisté jusqu'à la terminaison fatale.

Un des exemples les plus connus a été publié par M. *de
Sinéty* : il est relatif à une jeune femme morte de phthisie pulmonaire après une période d'aménorrhée totale de plusieurs
mois, et dont l'un des ovaires présentait à l'autopsie un corps
jaune de formation récente. Ces faits ne sont pas exceptionnels

et nous en trouvons un semblable relaté dans la thèse inaugurale de notre excellent collègue et ami le Dr *Vermeil* (1) :
il s'agit d'une femme de 22 ans, tuberculeuse, qui entra, le 21
avril 1880, à la Pitié. Elle était à ce moment aménorrhéique
depuis cinq mois. Elle succomba, le 9 août, aux progrès de la
phthisie pulmonaire et aux graves désordres amenés par une
pelvi-péritonite; il y avait donc à cette époque près de neuf
mois qu'elle n'avait eu d'hémorrhagie menstruelle; or, « l'ovaire
droit, gros comme une grosse amande, présentait une surface
inégale, sillonnée de cicatrices dans sa partie interne. La
moitié externe était lisse, d'un blanc mat, comme entourée
d'une coque fibreuse. A la coupe, on trouvait trois follicules
en voie de régression; l'un d'eux, gros comme un pois, présentait une cavité tapissée par une membrane jaune d'ocre.
Dans l'ovaire gauche, d'un tiers environ moins volumineux,
on trouvait un petit corps jaune, gros comme un grain de mil.
La muqueuse utérine était lisse et saine. »

La continuation de la ponte ovulaire n'est donc pas dou-
teuse chez les tuberculeuses devenues aménorrhéiques, la plupart des gynécologistes ont signalé le fait, et d'ailleurs nous
avons, comme bien d'autres, observé nous-même maintes fois
que chez les femmes atteintes de tuberculose pulmonaire la
menstruation ne se supprime pas, d'ordinaire tout d'un coup,
mais que, progressivement et parallèlement aux progrès de la
cachexie, l'écoulement mensuel devient à chaque époque
moins abondant, séro-sanguinolent, leucorrhéique, et finit par
disparaître entièrement. Ces femmes, du reste, conservent
jusqu'à la fin l'appétit génésique, qui même semble parfois
exalté chez elles : comment pourrait-on concilier ces phéno-
mèdes avec la torpeur de l'ovaire et l'arrêt de toutes les fonctions de reproduction ?

Nous pourrions tenir un raisonnement analogue pour la
plupart des autres causes d'anémie grave, mais ce qui vient
prouver bien plus clairement encore la continuation de la ponte

(1) Vermeil, *Des lésions des organes génitaux chez les tuberculeuses*. Thèse
de Paris, 1880.

ovulaire dans des cas semblables, ce sont les observations de grossesse survenue pendant le cours de l'aménorrhée anémique.

Le fait suivant nous a paru être un exemple probant de l'existence du *molimen* mensuel accompagné de *règles blanches* en même temps que de la possibilité d'une conception pendant le cours de l'aménorrhée.

OBSERVATION VI (personnelle; inédite).

La nommée Louise Stebl..., âgée de 26 ans, peintre sur cadrans, vient nous consulter le 29 janvier 1883.

Son père est mort d'une affection cérébrale; sa mère est vivante et d'une bonne santé.

Elle a été réglée dans son pays, en Suisse, à l'âge de 15 ans 1/2. La menstruation fut dès le début assez difficile et présenta quelques irrégularités. Elle se maria à 18 ans, et les rapports conjugaux n'amenèrent aucune modification importante dans son état de santé. Elle était faible, pâle et toussait fréquemment. Elle n'avait pas de leucorrhée.

Elle devint enceinte et accoucha à terme à l'âge de 19 ans et trois mois; l'accouchement fut normal; elle ne nourrit pas son enfant. Le retour de couches se fit à peu près à l'époque voulue, mais la menstruation fut encore plus irrégulière.

Elle vint à ce moment à Paris et fut soumise à des privations assez pénibles; sa santé s'altéra, elle perdit ses forces et vit apparaître une leucorrhée assez abondante. Elle devint d'ailleurs enceinte de nouveau et accoucha au mois de septembre 1877; elle nourrit pendant trois mois. Les règles parurent à partir de ce moment avec une grande irrégularité; elle avait des suppressions sans cause, de trois et quatre mois et, en 1879, elle resta pendant sept mois sans *voir de sang*. Elle indique d'ailleurs très nettement que, pendant les périodes où ses règles venaient à manquer, elle éprouvait *tous les mois*, à peu près à époque fixe, *les mêmes phénomènes douloureux* dans le bas-ventre, les mêmes sensations qui accompagnaient les règles véritables, et que, pendant quatre à cinq jours, durée ordinaire de ses règles, elle *perdait en blanc* avec une abondance inaccoutumée; elle a même remarqué que parfois ces pertes périodiques ont été *légèrement tein- tées en rose.*

A cette époque, du reste (1879), elle fnt atteinte d'une bronchite aiguë (?) à la suite de laquelle elle a toujours toussé et a expectoré des crachats épais, jaunâtres, assez abondants ; tous ces phénomènes étaient plus marqués l'hiver. Depuis quelque temps elle a maigri da- vantage, a eu des sueurs nocturnes et a, dernièrement, remarqué du sang dans ses crachats pendant plusieurs jours. Elle a eu, à certains moments, des alternatives de diarrhée et de constipation, des vomis- sements produits par la toux.

Elle devint enceinte, pour la troisième fois, au mois d'avril 1880 et accoucha à terme en décembre ; elle ne peut dire, d'ailleurs, si elle avait eu des règles vraies pendant les deux ou trois mois qui ont précédé cette nouvelle grossesse.

Elle a nourri son enfant pendant treize mois, jusqu'en janvier 1882, et a eu, au neuvième mois de l'allaitement, une époque de règles qui s'est renouvelée les deux mois suivants ; les deux derniers mois de l'allaitement furent de nouveau marqués par de l'aménorrhée et, de- puis lors, les règles furent très irrégulières dans leur apparition et dans leur abondance, mais toujours elles furent remplacées par un *molimen* et des *règles blanches* très nettes.

Enfin depuis six mois (août 1882, les dernières règles ayant paru en juillet) elle n'a pas été menstruée ; elle a du reste constaté, depuis deux mois environ, que son ventre augmentait de volume, que ses seins grossissaient sans être cependant le siège d'aucune sensation spéciale ; elle a eu quelques nausées, souffre un peu dans le bas-ven- tre. Cet état l'inquiète et elle se demande si elle serait enceinte une quatrième fois ; elle ne croit pourtant pas l'être de six mois, son ventre, dit-elle, n'est pas assez gros et elle n'a pas senti remuer.

A l'examen on constate une saillie assez marquée de la région in- férieure de l'abdomen, plus prononcée à droite, et au niveau de la- quelle existe une matité à convexité supérieure. A la palpation, on trouve une tumeur ovoïde, résistante, de consistance uniforme qui remonte jusqu'à quatre travers de doigt au-dessus du pubis ; au toucher, le col de l'utérus est mou, saillant, peu entr'ouvert, surmonté du corps de l'utérus, évasé, volumineux ; la palpation unie au toucher démontre que la tumeur abdominale est formée par le corps de l'uté- rus. On ne constate ni ballottement, ni mouvements actifs d'un fœtus, ni bruits de battements cardiaques.

Les seins sont assez volumineux, l'aréole brune, surmontée de quelques tubercules de Montgomery..

L'inspection des organes thoraciques révèle une respiration rude au niveau des sommets du poumon, surtout du côté gauche où existent quelques rares craquements secs. On ne constate rien d'anormal au niveau de la région précordiale.

Nous avons diagnostiqué une grossesse de trois mois et demi à quatre mois, survenue pendant une période d'aménorrhée datant de deux à trois mois ; en effet, il n'est pas douteux, il nous semble, que cette femme ne soit enceinte et aussi que la grossesse ne soit pas parvenue encore au sixième mois, bien que les règles n'aient pas paru depuis cette date. La malade accuse, d'ailleurs, avoir éprouvé le *molimen* mensuel pendant les trois ou quatre premiers mois de cette aménorrhée; il ne se serait pas montré depuis.

Nous conduisons cette femme, le 15 février, à la consultation de notre excellent maître M. Gallard à l'Hôtel-Dieu. Après un examen minutieux, il confirme de tout point notre diagnostic.

L'état de faiblesse et d'épuisement de la nommée Louise Steb..., résultant des privations auxquelles elle a été soumise, de grossesses multiples et d'un allaitement prolongé, se révèle d'ailleurs par sa pâleur, son amaigrissement, la perte de ses forces, son essoufflement facile; elle présente, en outre, des symptômes fonctionnels et des signes physiques non douteux de tuberculose pulmonaire ; est-il besoin de chercher une autre explication des troubles menstruels et de l'aménorrhée que nous avons signalés? La ponte ovulaire a cependant continué à se faire régulièrement, ce que démontrent le *molimen* mensuel, les règles blanches, et surtout la conception ; mais l'incitation partie de l'ovaire, bien que retentissant sur l'utérus, a été insuffisante à diverses reprises, par suite de l'état général et de l'anémie de la malade, pour déterminer une véritable hémorrhagie cataméniale.

L'observation suivante est peut-être plus probante encore au point de vue spécial de notre travail.

OBSERVATION VII (personnelle. — Publiée en partie dans les *Annales de gynécologie*, mars 1882).

La nommée Zoé S..., 23 ans, commerçante.

Son père et sa mère sont vivants et bien portants. La mère a eu sept enfants à terme ; aucun accident du côté des fonctions génésiques si ce n'est quelques métrorrhagies aux approches de la ménopause.

S... n'a plus qu'une sœur vivante; les cinq autres enfants sont morts de convulsions (?). La sœur de la malade a eu, vers l'âge de 2 ans, le carreau (?) ; depuis elle n'a fait aucune maladie sérieuse, a toujours été bien réglée à partir de l'âge de 13 ans ; pas d'aménorrhée. Elle s'est mariée à 20 ans ; aucun accident du côté des organes génitaux ; pas de grossesse, santé parfaite.

Zoé S... n'a jamais eu aucune maladie dans l'enfance ; elle habite Paris depuis sa naissance et elle y fut réglée à l'âge de 12 ans. Les premières règles furent douloureuses, et leur retour très irrégulier ; tantôt très abondantes, elles étaient parfois à peine appréciables. Aucune perte blanche. Cette irrégularité persista, bien que moins marquée, jusque vers l'âge de 18 à 19 ans (1877-78). A ce moment il y eut une suppression de règles qui dura quatorze mois; la malade n'avait eu jusqu'alors aucun rapport sexuel ; elle n'offrait aucune altération grave de de la santé générale. De la leucorrhée apparut presque aussitôt et devint permanente ; les flueurs blanches étaient par moment plus abondantes, mais ces paroxymes ne coïncidaient en rien avec les époques auxquelles les règles auraient dû se montrer. Elle ne vit jamais d'écoulement rosé pendant toute la durée de cette aménorrhée. Aucune douleur dans le bas-ventre; santé générale bonne ; quelques céphalalgies. Pas de toux. Aucune hémorrhagie supplémentaire.

Mariée à 20 ans (25 janvier 1879), S... éprouva quelques légères douleurs à la suite des premiers rapports sexuels, mais elles disparurent rapidement. Les règles réapparurent dans le mois qui suivit le mariage ; elles se montrèrent, à partir de ce moment, d'une façon un peu irrégulière, mais sans accidents douloureux, sans aucun retentissement sur la santé générale. Les flueurs blanches avaient diminué.

Au mois de septembre 1879, la malade n'avait pas vu ses règles depuis deux mois ; c'est cependant à ce moment qu'elle dut commencer une grossesse qui se termina par un accouchement à terme au mois de mai 1880. Cette grossesse fut facile et normale. L'accouchement fut long (douleurs vives pendant quarante-huit heures) mais n'exigea aucune intervention obstétricale. L'enfant était sain ; il mourut en nourrice à deux mois et demi. L'écoulement de sang et des lochies après la couche fut peu abondant et dura à peine trois à quatre jours, au dire de la malade ; elle n'eut, du reste à ce moment, aucune douleur vive, aucun accident sérieux. Bien qu'elle n'ait pas nourri, le retour de couches n'eut pas lieu au bout de six semaines ; elle vit quelques eaux rousses pendant une seule journée, deux mois après son accouchement (juillet 1880).

A partir de ce moment, S... n'a jamais revu ses règles ; aucune trace de sang ; jamais d'eaux rousses. Elle a, depuis lors, constamment perdu en blanc ; cette leucorrhée est peu abondante, tache le linge en gris jaunâtre ; elle n'offre pas d'exacerbations mensuelles régulières. Depuis cette époque la malade éprouve des douleurs peu intenses dans le bas-ventre, plus violentes dans les lombes. La miction n'est pas douloureuse. Constipation habituelle. Elle vient consulter à l'Hôtel-Dieu le 12 janvier 1882.

Elle se plaint de souffrir davantage, surtout dans les reins depuis quatre mois environ (septembre 1881) et a remarqué que depuis ce moment son ventre augmente progressivement de volume. Elle ressent, dit-elle, par moments dans le bas-ventre des soubresauts analogues aux mouvements d'un enfant. Les seins sont légèrement douloureux, elle éprouve des picotements vers le mamelon ; ils n'ont pas, dit-elle, augmenté de volume. Elle a eu quelques vomissements au mois de septembre, mais ils ont cessé depuis. Les pertes blanches ont diminué d'une façon très marquée.

En outre, la malade se plaint d'avoir eu des rhumes et des enrouements fréquents pendant l'hiver, depuis deux ans. Elle tousse davantage et est plus enrouée depuis un mois environ. Pas d'hémoptysie ; un peu d'expectoration blanchâtre, mousseuse. Pas d'amaigrissement ni de pertes des forces ; pas de sueurs le soir. L'appétit est conservé.

Depuis son enfance elle a, dit-elle, des battements de cœur et de l'essoufflement lorsqu'elle monte un escalier. Elle aurait eu la jambe droite enflée, non douloureuse, pendant la première quinzaine de janvier. Jamais de symptômes d'hystérie ; pas d'attaques convulsives. Pas de syphilis.

S... entre à l'Hôtel-Dieu, salle Sainte-Marie, n° 6, le 14 janvier 1882. Rien d'important à noter dans l'aspect de la malade. Pas de cicatrices cutanées, si ce n'est quelques vergetures abdominales peu marquées.

Le ventre est volumineux, globuleux, forme une saillie médiane régulièrement ovoïde.

La palpation révèle une tumeur ovale, indolente, remontant des pubis jusqu'à trois bons travers de doigt au-dessus de l'ombilic ; on sent une rénitence générale et, en certains points, une palpation brusque permet de constater des parties dures, bosselées, qu'on fait fuir sous les doigts comme si elles nageaient dans un liquide.

A la percussion : matité dans toute l'étendue de la tumeur ; sonorité autour. La matité, limitée en haut par une courbe à concavité inférieure, descend moins bas dans le flanc gauche, la tumeur paraissant située davantage vers la droite.

A l'auscultation : au niveau de l'abdomen on trouve, à quatre travers de doigt au-dessus de l'aine droite un souffle isochrone aux battements artériels de la malade, doux, prolongé, tout analogue à un souffle placentaire. On entend également, en différents points, suivant le moment de l'examen, les battements très nets du cœur d'un fœtus ; on compte 140 pulsations par minute. Mouvements actifs très marqués.

La langue est normale ; la région épigastrique n'est pas douloureuse. Pas d'hémorrhoïdes à l'anus.

Au niveau du thorax on constate, en avant : sonorité pulmonaire normale, excepté sous les deux clavicules où il existe un peu de submatité, marquée surtout à droite. En ce point, respiration soufflante ; quelques rares craquements secs dans les grandes inspirations. Retentissement de la toux et de la voix. Au sommet gauche, expiration rude et prolongée avec bruit de froissement pulmonaire. En arrière : mêmes signes, plus nets au sommet droit. Quelques râles sous-crépitants aux deux bases.

Au niveau du cœur : battements normaux, réguliers ; souffle systolique doux au foyer de l'artère pulmonaire. La pointe bat dans le quatrième espace.

L'isthme du gosier est légèrement rouge ; pas d'exsudat spécial ni d'ulcérations sur le pharynx. Le larynx n'est pas douloureux à la pression.

En examinant les organes génitaux, on constate au toucher un col volumineux, mou, effacé. On sent le corps de l'utérus s'évasant au-dessus du col et remplissant l'excavation. Ballottement net. Au spéculum, col gros, violacé, non ulcéré.

Les seins semblent légèrement tendus et sont un peu douloureux, l'aréole et le mamelon sont fortement pigmentés. Quelques tubercules de Montgomery.

Urines claires, limpides ; pas d'albumine ni de sucre.

Nous pensons avec M. Gallard, dans le service duquel nous avons observé cette malade, que, chez elle, les irrégularités de la menstruation et la période d'aménorrhée qui a précédé le mariage doivent sans doute reconnaître pour cause sa constitution chloro-anémique ; le mariage semble d'ailleurs avoir eu chez elle une influence heureuse, sans doute par suite de la congestion habituelle déterminée par les rapports sexuels du côté des organes génitaux, puisqu'à partir de ce moment les régles reparurent et, bien qu'irrégulières encore, furent moins douloureuses que précédemment.

Quant à l'aménorrhée de quatorze mois qui a précédé le début de la seconde grossesse (car il n'est pas douteux que S... soit enceinte de six mois), elle nous paraît résulter sans aucun doute de la diathèse tuberculeuse en voie d'évolution et de l'état de déchéance organique dans lequel cette femme se trouve placée, de par ses lésions pulmonaires, dont le début semble remonter à plus de deux années.

Nous n'avons pu constater chez elle, par un minutieux interrogatoire, l'existence de véritables règles blanches ; il faut reconnaître d'ailleurs que ce phénomène était peut-être pour elle d'une appréciation assez difficile, puisqu'elle était atteinte d'une leucorrhée permanente.

M. Gallard, au sujet de l'interprétation des conditions dans lesquelles la conception a pu se produire chez cette femme, a pris soin de soulever lui-même une objection qui pourrait nous être faite : « Il serait facile, dans le cas qui nous occupe, de trouver une interprétation plus commode, mais, à mon avis, moins exacte ; on pourrait admettre que cette femme, dont

Petit.   4

la menstruation avait été déjà irrégulière à plusieurs reprises, était sur le point de voir ses règles se montrer de nouveau sous l'influence de la ponte ovarienne ; si le coït fécondant n'avait pas mis une entrave à leur apparition, peut-être l'écoulement sanguin se fût-il produit le jour suivant. Telle n'est pas mon opinion, et il nous suffit de savoir qu'un ovule peut arriver à maturité sans que l'utérus accuse ce travail par un flux sanguin, pour comprendre aisément ce qui s'est passé chez cette femme. »

On trouvera, dans l'observation XIII, une cause de même ordre, quoique moins nettement accusée peut-être, permettant d'expliquer l'aménorrhée qui a précédé la première grossesse de la jeune femme dont nous rapportons l'histoire ; chez elle, du reste, nous avons rencontré, à l'époque où a débuté sa seconde grossesse (survenue également pendant une période de disparition des règles), un motif tout différent au premier abord de suppression du flux menstruel, et sur lequel nous devons nous arrêter quelques instants : nous voulons parler de la *lactation*.

On sait, en effet, que l'aménorrhée est un phénomène à peu près constant pendant la grossesse et aussi pendant toute la durée de la lactation : c'est là la forme d'aménorrhée que l'on peut appeler *physiologique*.

Au cours de la grossesse, on a admis que l'état de réplétion de l'utérus et les modifications importantes dont la muqueuse est le siège s'opposaient à tout flux cataménial, et d'ailleurs, la plupart des auteurs s'accordent à reconnaître que l'ovaire cesse de fonctionner et de fournir des ovules pendant toute la durée de la gestation ; on en a donné comme preuve, à l'exemple de *Bischoff*, la lente formation des corps jaunes de la grossesse, témoignant du peu d'activité de la circulation et des phénomènes trophiques au niveau de l'ovaire chez la femme enceinte, et, précisément aussi, la cessation du flux menstruel.

Les recherches entreprises au sujet de la superfétation dans l'espèce humaine pourront sans doute éclairer d'un jour nouveau cette intéressante question et fournir de précieux documents.

Quelques divergences d'opinion se sont, d'ailleurs, depuis longtemps déjà produites sur ce sujet ; *Courty* dans son ouvrage déjà cité, tout en niant la persistance de la ponte ovulaire pendant la grossesse, reconnaît que la plupart des femmes enceintes éprouvent des phénomènes particuliers, connus sous le nom *d'entrées de mois*, qui leur révèlent, durant la gestation, les époques correspondant à celles des règles. En outre *Colombat*, *Aran* (1), *Scanzoni* (2), *Reeves Jackson* (3) ont défendu la ponte ovarienne pendant la grossesse, ou bien ont cité des exemples de persistance des règles et même d'apparition des menstrues chez des femmes enceintes, jusque-là aménorrhéiques. Nous transcrivons ici une observation de ce genre publiée par *Barbieri* (4).

OBSERVATION VIII (de Barbieri).

Une jeune femme, mariée à 17 ans, devint enceinte à 23 ans, n'ayant *jamais* été réglée. Au cinquième mois de sa grossesse le flux menstruel s'établit et revint ensuite périodiquement chaque mois jusqu'à l'accouchement. Une fois accouchée, les règles ne reparurent plus. Une deuxième grossesse ramena les mêmes phénomènes.

Aucun flux supplémentaire n'existe chez elle. Les deux enfants, nourris par elle, ont une bonne santé.

Peut-être pourrait-on admettre, avec Courty, que dans des cas semblables l'utérus ne se vascularise ou ne se congestionne assez complètement pour donner naissance à une hémorrhagie, que lorsqu'il a subi les modifications que la gestation lui imprime. Mais nous éprouvons quelque hésitation à suivre Courty, lorsqu'il ajoute : « L'habitude de la congestion périodique, latente dans l'état de vacuité, se révèle alors par

(1) *Loc. cit.*
(2) Scanzoni. *Lehrbuch der Geburtshülfe*, 3ᵉ édit. Vienne, 1855.
(3) Reeves Jackson. In *American Journal of obstetrics*, octobre 1876.
(4) Barbieri. *Il raccoglitore medico*, 1842. — In *Gaz. méd. de Paris*, 1843.

son symptôme le plus caractéristique, l'hémorrhagie.» Il nous semble en effet que l'habitude, que nous avons cru devoir invoquer dans d'autres circonstances, doit être, chez les femmes dont il s'agit, bien peu puissante, puisqu'elles n'ont jamais eu de règles avant de devenir enceintes.

Nous tenons de notre cher maître M. le *D*r *Dechambre*, (communication orale), qu'il a observé un certain nombre de faits analogues dans sa pratique et qu'il est également d'avis que l'apparition de la menstruation au moment de la grossesse, chez les femmes antérieurement aménorrhéiques, a pour cause la vascularisation plus grande de l'utérus gravide, lui permettant de fournir un écoulement sanguin périodique.

Il nous a cité, entre autres, l'histoire d'une jeune femme de sa clientèle, qui, réglée d'abord d'une façon régulière, était devenue aménorrhéique sans cause bien évidente, si ce n'est un état d'anémie assez marqué, avec tendance à la chlorose. Cette aménorrhée durait depuis longtemps déjà, lorsqu'au bout de quatre ans de mariage, se montra de nouveau un flux sanguin mensuel, variable seulement par la quantité de sang perdue chaque mois ; en même temps cette jeune femme éprouva quelques légers malaises mal déterminés. M. Dechambre, se basant sur le retour même de la menstruation, émit l'hypothèse d'une conception. Ce diagnostic se vérifia ; la grossesse évolua et l'accouchement eut lieu à terme.

Les règles qui avaient persisté pendant toute la durée de la grossesse se montrèrent encore dans la suite mais d'une façon peu régulière (1).

Certes la persistance de la ponte ovulaire expliquerait bien mieux, si elle était reconnue, les phénomènes menstruels de la grossesse, que nous n'enregistrons d'ailleurs que sous

(1). Nous sommes heureux d'offrir ici à M. le Dr Dechambre l'expression de notre reconnaissance pour le sympathique et bienveillant intérêt qu'il nous a toujours témoigné, et aussi pour l'honneur qu'il nous a fait en acceptant notre bien modeste collaboration aux publications médicales qu'il dirige avec tant d'autorité et de talent.

toutes réserves. Un fait qui viendrait peut être à l'appui de cette théorie, mais qui est en opposition avec les assertions de Bischoff, est celui que *M. Chaignot* (1) a cherché à mettre en lumière; il a constaté en effet que, chez la femme enceinte, l'ovaire est turgescent, volumineux et peut même être senti à travers la paroi abdominale. De nouvelles recherches sont nécessaires pour élucider cette question.

Dans bien des cas, certainement, les écoulements sanguins constatés pendant la grossesse ne sont que des hémorrhagies irrégulières, relevant de causes pathologiques diverses, et non pas une véritable menstruation: celle-ci, du reste, est niée énergiquement, en semblable circonstance, par le plus grand nombre des accoucheurs et entre autres par le *professeur Pajot*. Cependant, il existe des faits de ce genre qui paraissent assez probants ; telle est l'observation qui nous a été obligeamment communiquée par notre ancien collègue et excellent ami, le Dr *Gérard Marchant*.

OBSERVATION IX (du Dr Gérard Marchant; inédite).

Mme X..., âgée de 25 ans, n'ayant jamais eu d'enfant, vient nous consulter, en avril 1882, pour savoir si elle est enceinte. Depuis le mois de janvier, elle éprouve les phénomènes prémonitoires, de la grossesse (vomissements le matin, gonflement des seins, taches noires sur l'aréole) ; ses règles ne sont pas entièrement suspendues : *elle voit tous les mois*, mais en très minime quantité. Il se produit au moment de l'époque un écoulement rosé qui dure deux ou trois jours et disparaît ; dans l'intervalle, elle perd abondamment en blanc.

Habituellement, ses règles étaient normales comme quantité et comme durée; ces troubles fonctionnels, ces modifications dans la menstruation font croire à la malade qu'elle est enceinte et elle vient nous consulter à ce sujet.

L'examen local ne tarda pas à nous révéler l'état de grossesse de Mme X... : développement de l'utérus, ramollissement du col qui est entr'ouvert ; enfin plus tard le ballottement et les bruits du cœur du fœtus vinrent nous confirmer dans ce diagnostic.

(1) Chaignot. Thèse inaugurale. Paris.

La malade est pâle, anémique, elle a tous les attributs du tempérament lymphatique.

En résumé, chez Mme X... la grossesse s'est développée et a suivi son cours normal sans que les règles se suppriment entièrement, bien qu'elles aient cependant changé de nature, de qualité et de quantité.

Aujourd'hui (août 1882) noussommes au septième mois, et *les mêmes phénomènes persistent* et se reproduisent *régulièrement.*

Une autre observation dans laquelle cette menstruation de la grossesse est moins nettement accusée a été recueillie par *Négrier* et publiée dans son premier mémoire (1840). On y verra également une indication très précise du *molimen* et des règles blanches qui reviennent périodiquement au cours de l'aménorrhée ; la malade qui fait le sujet de cette observation a du reste pu concevoir sans avoir jamais eu de règles.

OBSERVATION X (de Négrier).

Mme X..., 26 ans, grande, forte et sanguine, n'a jamais éprouvé d'hémorrhagie mensuelle, mais seulement tous les prodromes qui accompagnent la menstruation, à des époques régulières de vingt cinq jours.

Souvent, à ces époques, son linge a été taché par *un liquide muqueux, blanchâtre.*

Cette dame n'a été mère qu'une seule fois ; sa grossesse et son accouchement ont été exempts de tout accident, mais les trois premiers mois de la grossesse ont été remarquables par *l'exsudation sanguine* des parties sexuelles coïncidant à peu près avec les époques de malaise et de congestion dans la région pelvienne, qui remplacent chez elle les menstrues.

D'ailleurs Négrier ne niait pas absolument l'évolution des vésicules de de Graaf pendant la gestation, mais il ne pouvait admettre la ponte d'un ovule parvenu à maturité, puisqu'il n'y avait pas de règles ; il émettait la même opinion à l'égard des nourrices. Mais, dans les cas, relativement rares, de menstruatruation pendant la grossesse ou l'allaitement, il est probable qu'il acceptait l'idée de la ponte ovulaire, bien qu'il ne s'explique pas très nettement à cet égard. « Je crois pouvoir conclure, dit-il (1), que le travail vésiculaire ovarique ne paraît pas être *entièrement* suspendu pendant les fonctions de la gestation et de l'allaitement; qu'il continue à s'effectuer au moins jusqu'à la dilatation de la vésicule exclusivement, mais il est complètement arrêté à cette dernière évolution qu'on n'observe *jamais* chez les femmes enceintes ou nourrices *qui ne sont pas menstruées.* »

Passe encore pour les femmes enceintes; mais comment concilier une semblable assertion avec les faits de conception pendant l'aménorrhée de la lactation? Comment nier dans ces cas la déhiscence d'une vésicule de de Graaf? D'ailleurs Négrier lui-même en rapportait deux exemples dans son second mémoire en 1858. (Voy. obs. XI et XII.)

Pendant la lactation, l'aménorrhée est la loi la plus générale, mais comment se produit-elle; quelle en est la cause efficiente? Il faut invoquer encore ici l'influence de l'état général d'épuisement et d'anémie.

En effet, une partie du sang des nourrices est utilisée, au niveau des glandes mammaires, pour fournir la sécrétion du lait, et la femme, soumise à une constante déperdition, se trouve placée dans un état d'anémie relative; elle ne peut faire face, du moins le plus souvent, à la double dépense de la sécrétion lactée et de l'hémorrhagie périodique : c'est cette dernière qui disparaît. Il est d'ailleurs aujourd'hui bien connu que cette aménorrhée n'est pas absolument constante, et que, chez un grand nombre de nourrices, les règles se montrent plus ou moins abondantes et régulières, surtout après les six ou huit premiers mois de l'allaitement. *Faye, Seux, Raciborski* se sont préoccupés de cette question et ont étudié les modifications subies par le lait dans ces circonstances; Raciborski arrive à conclure que les nourrices qui sont réglées ne

(1) *Loc. cit.*, 1840.

sont nullement de mauvaises nourrices, et que, seulement, leur lait est un peu moins riche en globules graisseux; il est du reste évident que ces femmes sont robustes et possèdent une constitution assez vigoureuse pour suffire à une double déperdition sans en être épuisées.

Mais puisque les règles peuvent se montrer pendant le cours de la lactation, l'ovulation doit persister également durant cette période : c'est ce que viennent démontrer les cas nombreux de grossesse survenant chez des nourrices réglées.

De ce que l'anémie de l'allaitement, dont nous avons indiqué la pathogénie, s'oppose le plus souvent à l'hémorrhagie utérine mensuelle, s'ensuit-il que, chez les nourrices non réglées, l'ovulation soit suspendue? En aucune façon; la ponte ovulaire a lieu chez elles régulièrement et ces femmes peuvent fort bien concevoir.

Les deux observations suivantes, de Négrier, en sont une preuve irrécusable.

Observation XI (de Négrier, 37ᵉ fait, 1858).

Mᵐᵉ X..., grande, forte, énergiquement constituée sous le rapport sexuel. Elle a été réglée avant 14 ans; elle est mère de dix enfants vivants qu'elle a *tous* allaités avec succès.

A la suite des trois premières grossesses, ses règles ont reparu vers le quatrième mois de l'allaitement, et celui-ci n'en fut pas moins continué. De la quatrième à la huitième, la menstruation n'a pas reparu une seule fois.

Les quatre enfants qui se suivent immédiatement n'ont au plus qu'une année de distance entre eux, c'est-à-dire qu'entre la naissance de l'un et la conception du suivant il n'y a que trois à quatre mois d'intervalle.

Observation XII (de Négrier, 38ᵉ fait, 1858).

Mᵐᵉ X..., de taille moyenne, d'un tempérament sanguin et lymphatique; stérile pendant les six premières années de son mariage eut, dans l'espace de huit années, six enfants, dont quatre garçons pour

les quatre premières grossesses, et deux filles jumelles pour la cinquième. Les quatre premiers enfants furent allaités.

Les troisième et quatrième fécondations eurent lieu *pendant l'allaitement et sans que les menstrues aient annoncé le retour de l'ovulation.*

Nous avons nous-même recueilli des faits de ce genre; les
deux observations suivantes en fournissent un exemple, en
même temps qu'elles viennent encore confirmer les idées que
nous avons émises sur la conception pendant l'aménorrhée
indépendante de la lactation.

OBSERVATION XIII (personnelle; inédite).

Nous observons la nommée F... (Céline), âgée de 20 ans, coutu-
rière, dans les derniers jours du mois d'avril 1882, à l'hôpital Cochin.

Elle nous apprend que sa mère est morte d'accidents puerpéraux,
mais nous ne pouvons obtenir de renseignements sur l'état de sa
menstruation.

Céline F... est née dans le Loiret; elle eut la rougeole vers l'âge
de onze ans et, pendant toute son enfance, des bronchites fréquentes,
de la toux continuelle, ainsi que des douleurs abdominales assez
vives : elle n'avait pas de leucorrhée.

Elle fut réglée à l'âge de 13 ans, à la campagne, dans son pays
natal; l'instauration cataméniale fut facile, non douloureuse; les
règles revinrent régulièrement chaque mois; elles duraient huit jours,
et étaient d'abondance normale. Dans l'intervalle, il n'y avait pas de
pertes blanches.

Les premiers rapports sexuels eurent lieu à l'âge de 16 ans; ils
n'amenèrent aucune modification notable dans la santé générale, et
F... vit encore ses règles le mois suivant (mai 1877). A partir de cette
époque elles n'ont plus reparu. Les règles ayant manqué au mois de
juin, F... se crut enceinte, et la suppression des époques suivantes
la confirma dans cette opinion; mais il ne se produisit aucune aug-
mentation de volume du ventre, aucun signe du côté des seins, aucun
trouble des fonctions digestives.

A cette époque, F... n'a fait aucune maladie de quelque importance,
sa toux habituelle n'est pas devenue plus fréquente ni plus pénible,
elle n'a pas eu d'hémoptysies.

Cet état ne subit aucune modification appréciable jusque vers le mois de janvier ou février 1879, c'est-à-dire pendant une période d'environ dix mois; à cette époque, F... ressentit quelques malaises et des envies de vomir assez fréquentes, elle éprouvait une grande fatigue et toussait davantage. Trois mois plus tard, elle entrait à l'hôpital Cochin, dans le service de M. Bucquoy, pour des douleurs dans l'abdomen, principalement dans la région ovarique droite, accompagnées de fièvre (?). Elle resta trois mois à l'hôpital et sortit en juillet 1879. Les registres de l'hôpital portent le diagnostic : *croissance exagérée de la vulve* (?).

Elle prétend avoir perdu un peu de sang vers la fin de son séjour à l'hôpital; ce fait ne s'est pas reproduit depuis. Tous les symptômes d'une grossesse s'étaient d'ailleurs successivement montrés. La fin de la grossesse ne présenta rien d'anormal et l'accouchement eut lieu, à terme, le 27 septembre 1879; l'enfant du sexe masculin était bien conformé. Après ses couches, F... perdit peu de sang, et l'écoulement lochial ne se montra que pendant quelques jours.

On voit que la grossesse a été précédée d'une période d'aménorrhée d'environ dix-huit mois : de juin 1877 à janvier 1879. Pendant tout ce temps, la malade n'a vu aucune trace de sang à la vulve et n'a pas eu d'hémorrhagies supplémentaires; elle n'avait que peu de leucorrhée, et elle n'a jamais éprouvé de symptômes de congestion pelvienne accompagnée d'un flux leucorrhéique revenant périodiquement chaque mois.

Elle a nourri son enfant pendant vingt-cinq mois, jusqu'en octobre dernier. Pendant ce temps, la menstruation est restée supprimée, mais, vers le mois d'août, F... remarqua que son ventre augmentait légèrement de volume et qu'elle éprouvait des lourdeurs et quelques sensations pénibles au niveau du bassin. Du reste, si la malade cessa d'allaiter, c'est qu'au mois d'octobre 1881, elle sentit nettement les mouvements du fœtus dont elle était enceinte.

Elle pensa dès lors être grosse de quatre mois et demi environ, et fit remonter le début de cette seconde conception au mois de juillet 1881. En effet, elle entrait le 17 avril 1882 à la maternité de Cochin et accouchait, le 19, d'un enfant à terme du sexe féminin. La grossesse avait été normale, les couches furent faciles, il y eut très peu d'écoulement de sang; les lochies furent sanglantes pendant deux ou trois jours à peine.

Le long allaitement et la seconde grossesse ont fatigué F..., qui déclare avoir sensiblement maigri et avoir perdu une partie de ses forces ; elle a quelques sueurs et tousse davantage. Elle n'a pas eu d'hémoptysie ; pas de diarrhée. Elle n'a fait à aucun moment de maladie fébrile l'obligeant à prendre le lit.

Aujourd'hui, cette femme est pâle, amaigrie, semble épuisée ; elle a toujours des sueurs nocturnes. On ne relève aucune trace de syphilis.

A l'examen des organes thoraciques, on ne constate qu'un peu de diminution du murmure vésiculaire dans tout le poumon droit, peut-être un peu plus accentuée au sommet, mais sans modification de la sonorité. Pas de râles.

Le cœur n'offre rien d'anormal. — On ne trouve aucun souffle, soit à la pointe, soit à la base.

Les seins sont assez volumineux, l'aréole est fortement pigmentée, le lait paraît un peu clair.

Le ventre, peu volumineux, est légèrement douloureux à la pression vers la fosse iliaque droite. L'utérus est bien revenu sur lui-même ; on ne constate, par le palper, rien d'anormal. — Nous remettons le toucher vaginal à une époque plus éloignée des couches, Céline F... devant venir nous trouver pour que nous pratiquions cet examen ; nous ne l'avons pas revue depuis.

Nous voyons que, chez la nommée Céline F..., l'aménorrhée qui a duré de juin 1877 à janvier 1879, époque de la première conception, ne peut recevoir d'explication absolument certaine ; cependant il nous semble assez probable qu'elle peut être attribuée à l'état de faiblesse générale et d'anémie, que nous avons relevé chez cette jeune femme, et dont elle offre aujourd'hui un ensemble de symptômes assez nettement accusé. Peut-être même serait-on autorisé à la considérer comme atteinte de tuberculose pulmonaire, bien que les signes physiques que nous avons pu constater, tout en justifiant une semblable hypothèse, ne nous permettent pas d'affirmer notre diagnostic. Nous avons, d'autre part, suffisamment insisté sur l'influence de la lactation dans la pathogénie de l'aménorrhée au cours de laquelle est survenue la seconde grossesse.

Dans le fait suivant, nous jugeons que la cause de la suppression des règles, sans suppression de la fonction ovarienne, est plus évidente.

Observation XIV (personnelle ; inédite).

La nommée Anastasie Puj..., âgée de 31 ans, journalière, entre à l'Hôtel-Dieu, salle Notre-Dame, lit n° 5, le 16 février 1882.

Nous ne pouvons obtenir aucun renseignement au point de vue des fonctions génitales de sa mère qui a succombé, dit-elle, il y a quatorze ans, à une affection chronique de la poitrine (?). Son père est âgé de 64 ans, et en parfaite santé; elle a un frère vivant et bien portant; un autre frère est mort, mais elle ignore de quelle affection. Elle a une sœur mariée, mère de trois enfants, et qui est régulièrement menstruée.

P... a toujours été bien portante pendant son enfance, et n'a d'ailleurs jamais fait de maladie grave.

Elle a été réglée à Lourdes, son pays natal, vers l'âge de 13 ou 14 ans; l'instauration cataméniale a été facile, peu douloureuse, et les règles se sont dès ce moment montrées chaque mois sans pertes intercalaires, sans leucorrhée.

Mariée à l'âge de 24 ans (novembre 1875), elle n'éprouva, à la suite des premiers rapports sexuels, aucune modification importante dans son état général. Aucun accident du côté des organes génitaux, pas de leucorrhée ; les règles se montrent normales en décembre, mais ne paraissent pas au mois de janvier 1876. Cette suppression persista les mois suivants, et s'accompagna de tous les symptômes d'une grossesse qui évolua régulièrement. L'accouchement eut lieu à terme, en septembre 1876. Enfant du sexe féminin ; normalement constitué.

P... allaita son enfant pendant un nombre de mois qu'elle ne peut préciser, mais, durant la lactation, les règles ne se montrèrent pas. Elle n'eut point de pertes blanches ni de leucorrhée mensuelle ; parfois elle éprouva quelques douleurs dans le bas ventre, mais il n'y eut aucune périodicité dans leur retour.

Cependant, P... s'aperçut, alors qu'elle était encore nourrice, que son ventre augmentait de volume, et bientôt elle ne put douter de l'existence d'une seconde grossesse qui se termina, comme la première par un accouchement normal à terme, en juillet 1878. L'enfant était du sexe masculin; il succomba le jour même.

A partir de ce moment, P... ne vit plus ses règles ; elle n'eut d'ailleurs, aucun accident du côté des organes génitaux; pas de leucorrhée, pas de molimen périodique. Au cours de cette aménorrhée complète, elle fut de nouveau surprise par les mêmes symptômes qu'elle avait éprouvés déjà deux fois, et auxquels elle ne pouvait se tromper. Elle était en effet enceinte pour la troisième fois, et accoucha à terme d'un enfant mâle bien constitué, au mois de septembre 1879. La grossesse remontait donc au mois de janvier de la même année et avait été précédée par une période d'aménorrhée de cinq mois.

Elle eut, après chacun de ses accouchements, un écoulement de sang peu abondant, pas de leucorrhée consécutive.

P... a nourri ce troisième enfant pendant près de vingt-deux mois. c'est-à-dire jusqu'en juillet 1881 ; durant tout ce temps elle n'eut aucun flux menstruel.

Depuis lors, elle n'a jamais eu aucun écoulement de sang par la vulve, aucune trace de règles, pas de pertes blanches. Bien que fatiguée par ses grossesses répétées et sa longue lactation, sa santé était relativement satisfaisante, mais elle était tourmentée par une affection, déjà ancienne dont nous devons nous occuper maintenant, car c'est pour ce motif qu'elle entra à l'Hôtel-Dieu au mois de février 1882.

(Nous devons à l'obligeance de notre excellent collègue Courtade, les renseignements relatifs à cette affection chirurgicale.)

P... porte à la région antérieure du cou, au niveau du corps thyroïde, une tumeur assez volumineuse, que M. le professeur Richet reconnaît pour un *goitre kystique et parenchymateux*. Ce goitre a débuté il y a une dizaine d'années environ ; son développement, d'abord très lent, a subi une poussée rapide à l'époque de la première grossesse, et, à partir de ce moment, la malade a éprouvé des palpitations cardiaques fréquentes, de l'essoufflement, quelques vertiges. Le goitre s'est encore notablement accru pendant la seconde grossesse, et aussi, bien que d'une façon moins marquée, pendant la troisième grossesse ; les symptômes de dyspnée, les palpitations au moindre exercice un peu violent, se sont encore accentués ; les yeux un peu saillants, mais qui ont toujours présenté, au dire de la malade, cet aspect, offrent une injection assez marquée de la conjonctive, une dilatation évidente des pupilles, qui sont égales, enfin une légère opalescence avec exulcération très limitée de la cornée droite ; la malade, d'ailleurs, voit moins bien de ce côté depuis quelque temps.

Lorsqu'elle entre à l'hôpital pour l'état de gêne et de malaise général que lui fait éprouver son goitre, elle nous affirme n'avoir vu aucune trace de règles depuis l'écoulement sanguin normal qui a suivi son dernier accouchement, c'est-à-dire depuis près de deux ans et demi (29 mois). Cependant elle a éprouvé il y a environ quatre mois (novembre 1881) des envies de vomir, une sensation de malaise spécial, de l'anorexie, si bien qu'elle a songé à la possibilité d'une grossesse commençante, et que, depuis cette époque, elle s'est confirmée dans cette opinion. Elle n'a ressenti il est vrai aucun symptôme du côté des seins, mais, du reste, elle a toujours éprouvé peu de modifications du côté de ces organes lors de ses précédentes grossesses. Elle n'a pas encore *senti remuer*.

Nous examinons la malade dans les derniers jours de février : le col de l'utérus est gros, mou, entr'ouvert et admet l'extrémité de la pulpe de l'index ; on sent le corps de l'utérus évasé au-dessus du col dans les culs-de sac vaginaux. Au palper, on constate que le corps de l'utérus volumineux, incliné à droite, remonte jusqu'à quatre grands travers de doigt au-dessous de l'ombilic. Pas de mouvements fœtaux; pas de battements cardiaques.

P... nous paraît être enceinte de trois mois et demi à quatre mois au plus. Ses seins sont peu volumineux ; l'aréole est brune ; quelques tubercules de Montgomery,

L'auscultation de l'appareil respiratoire ne révèle que quelques râles sibilants et ronflants symptomatiques d'une bronchite récente. Le cœur bat avec force ; les contractions sont régulières. Aucun bruit de souffle.

La malade n'offre aucun antécédent, aucune trace actuelle de syphilis.

Deux ponctions furent faites à un mois de distance dans la tumeur thyroïdienne. La première ponction, suivie d'injection iodée, donna issue à environ deux verres d'un liquide épais, de couleur chocolat ; la deuxième, faite le 30 avril, à une assez grande quantité de sang presque pur. Il y eut, pendant cette dernière opération, menace de syncope. On pratiqua une injection d'alcool camphré pur.

' La malade retourne chez elle. (Nous avons appris depuis qu'elle est accouchée à terme vers la fin du mois d'août 1882.)

Nous n'insisterons pas de nouveau sur la conception survenue chez cette femme pendant l'aménorrhée de la lactation, lors de la seconde grossesse. Nous chercherons seulement la cause de l'aménorrhée de cinq mois (juillet 1878 à janvier 1879), qui s'est produite entre la deuxième couche et la troisième grossesse, et aussi de celle de quatre mois qui a séparé la terminaison de l'allaitement du troisième enfant (juillet 1881) du début de la dernière grossesse (novembre 1881).

Si nous ne relevons, chez cette femme, aucune affection diathésique, aucune maladie générale grave, pouvant corroborer la théorie du *silence utérin par anémie*, que nous avons exposée précédemment, du moins nous trouvons chez elle une fatigue très grande, résultant des grossesses répétées suivies d'allaitement prolongé ; en outre, nous relevons l'existence d'un goitre kystique et parenchymateux, dont la vascularisation considérable a été mise en évidence par les deux ponctions pratiquées dans la tumeur.

Ce goitre, qui avait acquis après la première grossesse un développement plus considérable et qui s'est, dans la suite, accompagné d'un certain nombre de symptômes analogues à ceux de la maladie de Basedow, peut, il nous semble, rendre compte de l'aménorrhée, survenue consécutivement, chez la nommée P... En effet nous constatons : règles normales et grossesse, avant l'apparition du goitre, ou tant qu'il est peu volumineux ; — aménorrhée, et néanmoins ponte ovulaire et conception, à partir du moment où il détermine des troubles locaux et généraux appréciables. On sait, d'ailleurs, que les troubles menstruels et la suppression des règles sont fréquents dans les cas de goitre exophthalmique.

Nous n'avons pu savoir de la malade si elle avait éprouvé au niveau de sa tumeur thyroïdienne des poussées congestives mensuelles, analogues à celles qui se sont montrées pendant les gestations multiples ; mais il nous faut reconnaître que P...

n'offre pas, à coup sûr, une vivacité intellectuelle remarquable, et ce n'est qu'à grand'peine que nous avons obtenu d'elle les renseignements relatés dans notre observation. L'intelligence et le goitre concordent rarement!

Dans l'observation suivante, nous avons éprouvé plus de difficultés pour assigner une pathogénie certaine, d'ordre analogue, à l'aménorrhée presque absolue de la malade dont nous retraçons l'histoire, intéressante d'ailleurs à plus d'un titre.

OBSERVATION XV (personnelle; inédite).

La nommée Marie Le M..,âgée de 23 ans, employée,entre à l'Hôtel-Dieu, le 7 juillet 1882, salle Sainte-Jeanne, lit n° 17.

Son père est mort d'une maladie de poitrine de longue durée. La mère est vivante, a été réglée à dix neuf ans ; sa menstruation peu abondante, mais régulière,est devenue plus copieuse après le mariage qui a eu lieu à 24 ans. Elle a eu huit enfants.

Marie le M... a deux sœurs agées de neuf et de dix-sept ans ; cette dernière est normalement réglée depuis l'âge de 14 ans.

Elle même est née à Lannion (Côtes-du-Nord); elle a toujours été, dit-elle, bien portante pendant son enfance, bien qu'elle ait eu quelquelques abcès cervicaux dont elle porte encore la trace. Ses règles sont apparues pour la première fois à l'âge de dix ans et demi (1869); elle éprouva à ce moment peu de douleurs,et le flux sanguin dura environ quatre à cinq jours.A partir de cette époque,elle resta six mois sans avoir de nouveau ses règles, qui réapparurent pendant deux mois, puis se supprimèrent pendant quatre autres mois. Marie Le M...était cependant bien portante, n'éprouvait aucun malaise et ne faisait que peu d'attention à l'irrégularité de ses menstrues ; elle n'avait pas de leucorrhée, pas de molimen mensuel.Toutes les autres fonctions s'accomplissaient normalement.

Depuis lors,les mêmes irrégularités de la menstruation ont persisté, et la malade nous affirme que pendant les *treize années* qui se sont écoulées depuis l'instauration cataméniale, elle n'a vu ses règles que *douze fois*.

Elle vint à Paris au mois de septembre 1879, et la veille de son départ eut un léger écoulement sanguin par la vulve qui dura quelques heures seulement : il y avait alors un an que l'aménorrhée était complète. Elle a persisté depuis cette époque, mais la malade a eu, à des intervalles irréguliers, des pertes blanches, sans molimen bien net, et qui duraient environ quarante huit heures.

Marie Le M... se livra aux premiers rapports sexuels au mois de janvier 1881 ; le premier coït fut douloureux et s'accompagna d'un très léger écoulement de sang, mais il ne se produisit aucun accident consécutif.

Vers le mois de novembre ou décembre 1881, Marie Le M... éprouva quelques *maux d'estomac*, sans vomissements, peut-être un peu de fatigue, mais sans altération notable de la santé générale qui resta bonne ; aucun phénomène anormal du côté des seins. Cette femme, assez grasse depuis plusieurs années, remarqua bien, il est vrai, que pendant les mois qui suivirent son ventre augmentait de volume ainsi que ses seins, mais elle crut à l'exagération de son embonpoint ordinaire. Elle eut quelques pertes blanches continues, quelques varices aux deux jambes, mais affirme à *aucun moment n'avoir senti remuer* et n'avoir éprouvé du côté des seins aucune sensation spéciale.

Fatiguée par son travail et alourdie par le développement de son abdomen, elle se décida à entrer à l'Hôtel-Dieu le 5 juillet 1882.

Elle fut interrogée dans cet hôpital par plusieurs médecins dont la science et le mérite ne sont pas discutables ; mais, sans doute à cause des renseignements fournis par la malade, et peut-être aussi par suite de la rapidité d'un premier examen, le diagnostic porté fut : *kyste ovarique* ou *tumeur fibro-kystique de l'utérus*. On agita même l'éventualité possible d'une opération.

Dans la journée du lendemain (6 juillet), Marie Le M... ressentit dans le bas-ventre de violentes douleurs expulsives qui s'accentuèrent rapidement et s'accompagnèrent, peu après, d'un écoulement séreux abondant. Il n'était plus guère douteux qu'un accouchement se préparait, et la malade fut transportée dans le service de la crèche. Elle mit au monde, à 6 h. du soir, un enfant mâle, vivant, bien constitué.

L'écoulement sanguin et les lochies qui suivirent la parturition n'offrirent rien d'anormal et durèrent environ une douzaine de jours. L'enfant fut nourri au sein par sa mère.

Lorsque nous examinons Marie Le M..., elle se trouve bien portante, n'a pas d'écoulement vaginal ; elle ne tousse pas et ses fonctions digestives sont parfaites.

Petit.　　　　　　　　　　　　　　　　5

L'utérus est revenu sur lui-même et nullement douloureux. Le ventre est flasque, indolore dans toute son étendue. Les seins volumineux sécrètent un lait de très bon aspect.

A l'auscultation du thorax, nous constatons que le murmure vésiculaire est normal dans toute l'étendue des deux poumons ; cependant il existe un peu de respiration légèrement soufflante au sommet droit sous la clavicule. Ce signe a peu de valeur, vu le côté du thorax où on le constate, et l'absence de toute matité au même niveau.

On entend à la région précordiale un léger souffle systolique dont le maximum est à peu près à égale distance de la base et de la pointe.

Les urines sont normales, pas de syphilis.

La nommée Marie Le M..... vient nous consulter le 22 janvier 1883, pour quelques phénomènes nerveux et une douleur assez vive dans la région inguinale gauche. Voici ce que nous avons constaté comme complément à l'observation recueillie pendant notre internat à l'Hôtel-Dieu.

Depuis son accouchement qui a eu lieu en juillet 1882, Marie Le M..., bien qu'elle ait cessé depuis plusieurs mois de nourrir son enfant, n'a revu aucun écoulement sanguin menstruel ; elle a des pertes blanches continuelles, sans paroxymes, sans molimen périodiques.

Elle est enrouée et tousse un peu depuis quelque temps ; elle est pâle, a maigri et éprouve des palpitations cardiaques fréquentes. Elle a eu, il y a une quinzaine de jours, une crise hystériforme assez accentuée.

Elle souffre un peu dans le bas-ventre, mais principalement dans la région inguinale gauche.

A l'auscultation nous constatons les mêmes phénomènes respiratoires ; la sonorité pulmonaire est normale. Au niveau du cœur nous trouvons toujours le souffle systolique que nous avons signalé ; il ne nous paraît pas produit par une lésion organique.

Au toucher on trouve l'utérus gros, le col ulcéré, parsemé de saillies folliculaires ; l'utérus, délimité par la palpation unie au toucher, est augmenté de volume et douloureux à la pression. Il existe un peu de rénitence dans le cul-de-sac latéral gauche.

Peut-être chez cette femme pourrait-on incriminer son tempérament lymphatique, mais en dehors des abcès cervicaux signalés dans l'enfance, nous ne trouvons pas chez elle assez de symptômes de scrofule ou de tuberculose (suivant les idées adoptées sur la nature des lésions ganglionnaires cervicales), pour rien affirmer à cet égard. Nous avons d'ailleurs relevé les conditions d'hérédité paternelle au point de vue de la tuberculose. Sans doute, on trouverait une explication plus rationnelle de son aménorrhée dans cet état général atonique, sans réaction, qui a permis à la grossesse de se développer, tout en restant ignorée de la malade elle-même, et dans l'anémie que révèlent la pâleur des téguments et le souffle doux systolique perçu au centre de la région précordiale.

Nous relaterons encore un certain nombre d'observations analogues empruntées à divers auteurs, et deux observations personnelles, dans lesquelles on trouvera signalées plusieurs des particularités les plus importantes sur lesquelles nous avons insisté dans différentes parties de ce travail.

OBSERVATION XVI (de J.-G. Sommerius) (1).

Dans un village d'Allemagne, la fille d'un paysan, nommée Anna Barbara Kunzin qui, pendant plusieurs années, jusqu'à l'âge de 28 ans, servit comme domestique dans une famille aussi noble par son origine que par ses vertus, épousa un paysan et mit au monde successivement trois fils doués d'une parfaite santé.

On dit que cette femme n'eut *jamais d'écoulement menstruel*, ni pendant qu'elle était encore vierge, ni pendant sa vie de femme mariée, ni jusqu'à sa mort, et bien plus, que pendant ses trois accouchements elle n'eut à aucun moment de pertes d'aucune sorte, pas plus de sérosité que d'aucun autre liquide.

Cette femme accoucha donc, non seulement sans les symptômes qui accompagnent d'ordinaire la parturition, mais aussi sans la perte de forces qui succède d'ordinaire à cet acte ; aussi reprit-elle ses oc-

(1) In *Ephemeridum Germanicarum* ; annus primus. 1682.

cupations beaucoup plus tôt que les femmes n'ont coutume de le faire après l'accouchement à cause de la perte de sang.

Il s'écoula, à la section du cordon des enfants de cette femme, une quantité normale de sang. Cette femme eut toujours, avant comme après l'accouchement, un ventre volumineux, et mourut à 48 ans d'une fièvre tierce.

Nous relevons dans l'histoire de cette femme un fait sur lequel nous avons appelé déjà l'attention et qui nous paraît mériter que nous nous y arrêtions de nouveau quelques instants. Nous voulons parler de l'absence d'écoulement sanguin à la suite de l'accouchement. S'il est permis d'élever quelques doutes au sujet de l'absence *totale* de sang pendant la couche, nous trouvons du moins signalée, dans un assez grand nombre de cas, la faible quantité de l'hémorrhagie qui suit la délivrance; *Sommerius*, *Pierre Franck* (de Pavie) ont mentionné le fait, ainsi que *Marcellus Donatus* (*Loc. cit.*); nous l'avons consigné nous-même dans les observations VII, XIII et XXI. Ne peut-on le considérer comme une preuve du peu de vascularité de l'utérus chez les femmes aménorrhéiques dont nous avons parlé, et aussi de la difficulté qu'éprouve la muqueuse de cet organe à fournir un écoulement sanguin. Si le traumatisme de la parturition ne détermine chez ces femmes qu'une hémorrhagie insignifiante, ne s'explique-t-on pas aisément comment l'excitation, partant de l'ovaire au moment de la ponte spontanée est, à plus forte raison, impuissante à produire le flux des règles? Chez quelques-unes, elle déterminera une hypersécrétion leucorrhéique, et l'on verra apparaître les règles blanches; chez d'autres enfin, elle s'épuisera sans qu'aucun écoulement ne se produise.

OBSERVATION XVII (du Dᵣ Bouis, rapportée par Brierre de Boismont).

Mme V. L..., née avec un tempérament lymphatique, fut sujette jusqu'à l'âge de 17 ans, à des ophthalmies fréquentes assez tenaces, et à des engelures en hiver. Malgré cette indisposition, sa santé se conserva bonne, tandis que ses deux sœurs périrent de la poitrine, à 25 et 30 ans.

Elevée avec rudesse par son père qui lui faisait remplir les fonctions de garde-magasin, son organisation primitive se modifia et son tempérament devint lymphatico-sanguin. Elle avait 21 ans quand on la maria, et jouissait alors d'une excellente santé ; elle était grasse, vive, gaie, mais ses règles n'avaient point encore paru, ce qui surprit beaucoup son mari. Cette rétention ne lui occasionna aucune incommodité pendant la durée de son mariage ; elle eut seulement quelques accidents nerveux sans gravité ; mais le fait capital, c'est qu'elle donna le jour à trois filles, dont deux sont encore vivantes et bien réglées.

Quant à Mme L..., ses menstrues ne se sont jamais montrées ; elle avait de temps en temps un *écoulement leucorrhéique* qui offrait parfois une légère teinte roussâtre ou jaune foncé ; *l'irrégularité* et la petite proportion de cet écoulement nous paraissent deux motifs suffisants, dit le Dr Bouis, pour ne pas le regarder comme un vestige de menstruation.

L'âge critique de Mme L... s'est passé sans malaise, sans souffrance, malgré des chagrins multiples.

OBSERVATION XVIII (de Brierre de Boismont).

Mme La..., sage-femme de l'Ecole de Paris, n'avait encore ressenti aucun des symptômes de la menstruation lorsqu'elle fut mariée : elle avait quinze ans et demi. Pendant un an, aucun écoulement ne parut ; à cette époque elle devint enceinte et accoucha à 17 ans sans que ses règles se fussent montrées. Presque immédiatement après sa couche elle eut une perte ; depuis ce moment elle ne vit plus, jusqu'à 20 ans. Son mari étant mort, elle en éprouva un si vif chagrin qu'elle eut une nouvelle perte.

Pendant les deux ans qu'elle passa à la Maternité de Paris, aucun écoulement sanguin n'eut lieu ; mais la période utérine se révélait par plusieurs signes. Elle avait, un ou deux jours, une légère diarrhée, son caractère devenait triste, maussade ; quelques *flueurs blanches* apparaissaient, puis tout rentrait dans l'état habituel.

A 22 ans, cette dame se maria de nouveau, et redevint enceinte. Durant les trois premiers mois de sa grossesse, elle vit quelque peu, puis elle accoucha d'une fille bien portante. La délivrance fut marquée, comme la première fois, par une perte. Elle fut ensuite deux ans sans être menstruée. Au bout de ce temps une violente émotion détermina une hémorrhagie.

De 23 à 37 ans, cette dame eut trois autres couches, lesquelles ont présenté des intervalles de quatre et six ans; jamais, durant ce laps de temps, les règles ne se sont montrées. Tous les mois, Mme L... éprouve les phénomènes que nous avons indiqués; elle n'est pas autrement malade.

Cette dame, née en Flandre, est d'une taille ordinaire, d'une bonne constitution, d'un tempérament lymphatico-sanguin; elle est fortement colorée et tous ses traits révèlent la santé. Trois de ses enfants sont vivants et paraissent bien constitués.

Nous retrouvons encore, dans cette observation, les phénomènes de flux menstruel pendant la gestation (deuxième grossesse) chez une femme aménorrhéique avant de concevoir, et aussi le molimen périodique et les règles blanches durant l'état de vacuité de l'utérus : nous n'y insisterons pas davantage. L'observation suivante fournit encore un exemple du même genre.

OBSERVATION XIX (de Flechner, de Vienne) (1).

A. S... a eu ses règles à l'âge de 14 ans ; la menstruation, au commencement, régulière, se supprima pendant neuf mois, pendant lesquels on observa des *phénomènes chlorotiques* suivis d'un état fébrile qui dura quelques semaines. Dans la convalescence, la menstruation se manifesta de nouveau et resta régulière pendant plusieurs années, si ce n'est qu'elle était souvent accompagnée de congestion vers la tête et les poumons.

S... se maria à l'âge de 22 ans, devint enceinte et mit au monde un enfant bien portant; elle ne put nourrir que quelques mois, car la sécrétion de lait, peu copieuse dans le principe, se supprima bientôt.

A la place de la menstruation, qui était alors complètement nulle,

(1) In *Medicinische Jahrbuch des Osterreichischen Staates*, vol. XXX.

on observa *périodiquement* des accès plus ou moins violents de céphalalgie avec un sentiment de chaleur au front et aux pariétaux, accompagné d'anxiétés, de battements de cœur, de dyspnée et même d'asthme.

Deux années plus tard, elle devint de nouveau enceinte, accoucha très heureusement, et, comme après la première grossesse, la menstruation fut *remplacée* par des phénomènes morbides qui revinrent *régulièrement* tous les mois.

C'est ainsi que, dans un espace de treize ans, cette femme, aujourd'hui âgée de 35 ans, mit au monde six enfants, sans qu'il se soit manifesté le moindre vestige de la menstruation ou de toute autre sécrétion qui aurait remplacé celle-ci.

Dans ce cas, l'influence pathogénétique de la chlorose à l'égard de la première période d'aménorrhée est des plus évidentes. Il semble d'ailleurs probable, que la santé générale n'avait pas dû se rétablir d'une façon bien parfaite, puisque nous voyons la lactation être presque nulle après le premier accouchement, et se supprimer même rapidement. La fatigue, résultant de la gestation et de l'allaitement tenté pendant plusieurs mois, en dépit du fonctionnement pénible des glandes mammaires, est venue, sans aucun doute, se surajouter à l'état d'anémie préexistant et a placé, dès lors, la malade dans l'impossibilité de fournir la moindre hémorrhagie mensuelle sous l'influence de l'ovulation périodique, nettement accusée d'ailleurs, par un molimen régulier et par des grossesses multiples.

Dans les observations suivantes, la cause de l'aménorrhée a passé inaperçue ou n'a pas été mentionnée; nous les reproduisons néanmoins à titre de documents pour l'histoire de la conception en l'absence des règles. Les deux cas que nous avons recueillis nous-même fournissent, du reste, un exemple de plus du molimen hémorrhagipare de l'ovulation retentissant sur l'utérus, sans parvenir à déterminer une hémorrhagie au niveau de sa muqueuse.

OBSERVATION XX (personnelle ; inédite).

La nommée O. Béd..., âgée de 22 ans, cuisinière, entre le 22 mars 1882, à l'Hôtel-Dieu, salle Sainte-Marie, lit n° 40.

Son père et sa mère sont vivants et bien portants, ainsi que plusieurs frères et sœurs.

Cette jeune femme est née à Glos (Orne) ; elle y a été réglée à l'âge de 19 ans. L'instauration cataméniale fut facile, peu douloureuse. Dès le début, la menstruation se fit régulièrement chaque mois ; l'écoulement sanguin, normal comme aspect et comme abondance, durait à chaque époque environ cinq à six jours, après avoir été précédé, pendant deux à trois jours, de quelques douleurs peu intenses dans le bas-ventre, principalement du côté gauche, avec irradiations dans les cuisses. B... avait à cette époque un peu de leucorrhée ayant débuté avant l'apparition des premières règles ; elle jouissait d'ailleurs d'une bonne santé, et nous affirme n'avoir jamais fait aucune maladie sérieuse.

Elle vint à Paris, il y a deux ans, en 1880, et se livra bientôt aux premiers rapports sexuels qui, depuis lors, furent régulièrement répétés chaque semaine. Elle n'éprouva, tout d'abord, aucune modification appréciable dans sa santé générale ou dans le fonctionnement physiologique de son système génital ; peut-être la leucorrhée devint-elle un peu plus abondante et prit-elle une coloration jaune plus foncée ; B... ne ressentit, du reste, aucune douleur hypogastrique et la menstruation continua sans aucun trouble.

Il y a onze mois (en avril 1881), les règles n'apparurent pas, sans qu'on puisse trouver aucune cause appréciable de cette suspension. Les époques suivantes firent également défaut et ne se sont pas rétablies depuis lors. *Chaque mois*, au moment où les règles auraient dû se produire, B... éprouvait des douleurs assez vives dans le bas-ventre, offrant, à l'intensité près, *les mêmes caractères que celles qui avaient accompagné jusque-là la menstruation*. La leucorrhée redoubla d'intensité, mais la malade ne peut dire si elle a présenté des paroxysmes mensuels réguliers coïncidant avec les crises douloureuses. Les rapports sexuels furent continués.

Depuis cinq à six mois environ (octobre 1881), B... a remarqué que son ventre augmentait progressivement de volume, sans qu'elle éprouvât de douleurs nouvelles. Elle avait, à cette époque, quelques vomissements, un peu d'anorexie ; mais elle ne ressentit, dit-elle, du côté des seins aucune tension, aucun picotement. Les flueurs blanches ont persisté et sont toujours abondantes.

Actuellement (24 mars 1882), on constate en examinant B..., qu'elle présente sur la face la coloration pigmentaire connue sous le nom de *masque*, ainsi qu'une pigmentation légère de la ligne blanche. Le ventre est volumineux, saillant, globuleux. A la palpation, on délimite une tumeur ovoïde, rénitente, à convexité supérieure remontant à deux travers de doigt environ au-dessus de l'ombilic ; on sent à son niveau des parties de consistance variable ; elle est mate dans toute son étendue. Au toucher vaginal, on constate que le col de l'utérus, élevé et dirigé en arrière, est court, ramolli, légèrement entr'ouvert, et admet à peu près l'extrémité de la pulpe de l'index. Au pourtour, on sent l'utérus remplissant l'excavation pelvienne, et l'on obtient assez nettement la sensation de ballottement d'un fœtus se présentant par le sommet. A l'auscultation de l'abdomen, on perçoit des mouvements fœtaux et des battements cardiaques non douteux. En un mot, on relève tous les signes d'une grossesse de six mois et demi à sept mois. (L'aménorrhée date de onze mois.)

Les seins, peu volumineux, fermes, ont une aréole assez foncée sur laquelle on constate des tubercules de Montgomery.

La santé générale est bonne : pas de toux ni d'expectoration ; pas de troubles gastro-intestinaux. L'examen attentif des organes ne révèle aucun phénomène pathologique : les poumons sont sains, les bruits du cœur normaux. Pas de syphilis. Pas de symptômes d'hystérie.

B... prétend n'être pas enceinte et quitte l'hôpital le lendemain.

OBSERVATION XXI (personnelle ; inédite).

La nommée Le B..., âgée de 21 ans, blanchisseuse, entre à l'Hôtel-Dieu, le 1er septembre 1882, salle Sainte-Marie, lit n° 20.

Sa mère, actuellement vivante, a toujours été bien réglée ; sa sœur, âgée de 13 ans, l'est depuis deux mois.

Elle-même fut réglée, à Paris, à l'âge de 13 ans. Ces premières règles furent suivies d'une période de deux mois pendant laquelle elles ne reparurent pas ; elles se montrèrent ensuite régulièrement chaque mois, mais en petite quantité et ne durant qu'un à deux jours.

Le B... se maria à l'âge de 19 ans (15 novembre 1879); ses règles parurent pendant les deux premiers mois de son mariage, mais se supprimèrent en janvier 1880. Tous les signes d'une grossesse normale se montrèrent d'ailleurs successivement, et, le 23 novembre 1880, elle accouchait d'un enfant à terme bien constitué, actuellement vivant, qu'elle envoya en nourrice. La suppression des règles ayant duré onze mois, avant l'accouchement, il paraît probable que la conception a été précédée de deux mois d'aménorrhée.

Huit jours après ses couches, Le B... se leva et reprit ses occupations habituelles, mais au bout de trois semaines apparut un écoulement sanguin peu abondant, continu, qui dura six semaines, sans que la malade éprouvât d'ailleurs aucune douleur vive, aucun malaise général l'obligeant à interrompre son travail.

Cette métrorrhagie s'arrêta d'elle-même, sans aucun traitement. Un mois se passa sans qu'il se produisît aucun écoulement sanguin, et en *mars* 1881, un peu de sang se montra de nouveau à la vulve, pendant deux ou trois jours.

Depuis cette époque, les règles n'ont jamais reparu. Le B... affirme que *chaque mois* elle éprouvait, comme au temps où elle avait ses règles, pendant quelques jours, *des douleurs dans les reins*, accompagnées d'un état nerveux assez marqué : elle n'avait pas d'ailleurs, à ce moment, de leucorrhée.

La santé a toujours été excellente, même pendant les périodes d'aménorrhée; elle n'a jamais fait aucune maladie. L'auscultation des poumons et du cœur ne révèle rien de particulier ; l'examen des organes digestifs et urinaires démontre leur intégrité parfaite.

Son ventre présente un développement très manifeste pouvant faire songer à une grossesse d'environ sept mois. L'interrogatoire de la malade vient confirmer cette hypothèse, en apprenant que depuis le mois de mars 1882 (l'aménorrhée datant d'un an), elle a vu son ventre augmenter progressivement de volume; à cette époque, du reste, elle a éprouvé un peu de malaise et quelques rares vomissements ; depuis la fin du mois de juin elle a *senti remuer* d'une façon très nette; ses seins ont augmenté de volume.

On constate d'ailleurs tous les signes d'une grossesse parvenue à la fin du septième mois : utérus remontant à trois travers de doigt au-dessus de l'ombilic, col effacé, mou, entr'ouvert, mouvements actifs du fœtus, battements cardiaques très nets.

Le B... accoucha le 6 novembre 1882, d'un enfant vivant, bien constitué, du sexe féminin. Elle perdit très peu de sang après la délivrance, et quand nous la voyons le lendemain matin, c'est à peine si un minime suintement roussâtre humecte les parties génitales. Tout écoulement se supprima trois jours plus tard, la malade ayant un léger mouvement fébrile ; la température étant revenue à la normale en quarante-huit heures, les lochies ne reparurent pas, du moins en quantité appréciable.

Le B... quitte l'hôpital, malgré nos conseils, le 16 novembre.

Chez ces deux femmes, la pathogénie de l'aménorrhée, au cours de laquelle la fécondation s'est produite, a échappé à notre enquête ; on comprend d'ailleurs combien ce genre de recherches est ardu et délicat, les conditions les plus diverses et parfois les plus difficiles à constater pouvant être, dans un cas déterminé, la cause efficiente du manque d'activité de l'utérus : nous avons indiqué déjà les principales ; il faut y joindre cependant la syphilis, affection débilitante par excellence, le mal de Bright, le diabète, et aussi les perturbations du système nerveux, soit accidentelles (émotions vives, etc.), soit constitutionnelles (hystérie). L'influence des troubles nerveux se manifeste sans doute par l'intermédiaire de phénomènes vaso-constricteurs, amenant l'ischémie, et peut-être l'anesthésie, de la muqueuse utérine, et s'opposant par là même à toute hémorrhagie à son niveau, comme cela s'observe fréquemment en divers points des téguments chez les hystériques.

Nous n'avons pu, jusqu'ici, recueillir d'observations dans lesquelles ces causes d'aménorrhée, avec conception intercurrente, se soient révélées à notre investigation.

OBSERVATION XXII (de Godefroy, de Rennes) (1).

La fille F..., domestique à la campagne, âgée de 20 ans, est accouchée à la clinique, le 20 janvier 1846.

Cette fille n'a *jamais* été réglée. Cependant, dès l'âge de dix ans, elle avait des poils au pubis et aux aisselles, et les seins étaient presque aussi développés qu'ils le sont aujourd'hui, du moins d'après son dire.

L'on enseigne, et je le crois, que l'excitation des organes génitaux favorise et accélère l'écoulement menstruel ; il n'en fut pas ainsi pour cette fille qui, depuis l'âge de 15 ans, se livrait à la masturbation et avait eu des rapports sexuels journaliers trois mois avant de concevoir.

J'ai revu cette fille à la fin de 1847, et elle n'avait pas encore été réglée, près de deux ans après son accouchement. Depuis lors, je l'ai perdue de vue et je ne sais si les règles ont paru.

OBSERVATION XXIII (de W. Taylor) (2).

Pendant le mois de juin 1881, je fus appelé auprès de Hannah B..., mulâtresse, enceinte depuis huit mois d'un enfant illégitime. Je fus bien surpris de trouver que ma malade n'était guère qu'un enfant elle-même, d'apparence et de manières. Elle avait 13 ans et quatre mois, et quoiqu'elle n'eût *jamais* été réglée, elle était enceinte de huit mois. Elle était de tempérament pléthorique ; ses seins étaient bien développés, avec une aréole brune.

Le 13 août, elle fut prise de douleurs, mais, par suite d'une procidence du cordon qu'il fut impossible de réduire, elle accoucha d'un enfant mort, de taille ordinaire, parfaitement constitué. Les lochies coulèrent quelques jours, puis la convalescence se fit très rapidement.

Il y a un an que cet événement a eu lieu, et la menstruation ne s'est pas encore établie ; elle n'a pas eu non plus d'hémorrhagies supplémentaires et sa santé est excellente.

(1) *Loc. cit.*
(2) *Med. Times and Gaz.* London, 1853.

Tels sont les faits que nous avons pu recueillir, et la façon dont nous pensons qu'ils doivent être interprétés. Peut-être de nouvelles recherches viendront-elles confirmer notre manière de voir, ou, au contraire, nous donner un démenti ; quel que soit le sort réservé à notre travail, nous serons heureux d'être édifiés plus complètement sur le sujet et nous n'avons qu'un désir, connaître la vérité

CHAPITRE III.

Il nous reste encore à traiter une question qui nous paraît digne de tout l'intérêt du médecin, auquel incombe le devoir de guider ceux dont il possède la confiance et de veiller sur leur vie et leur santé.

Quelle conduite doit-il tenir lorsqu'il est consulté au sujet de l'aptitude au mariage d'une jeune fille non menstruée? Pourra-t-elle ou non devenir mère? — Deux cas peuvent se présenter :

1° *La jeune fille n'a jamais eu de règles.* Dans ce premier cas, tout dépend de l'âge de la jeune fille; on sait en effet que l'époque de l'instauration cataméniale est assez variable suivant les climats, les conditions sociales, le genre de vie, le tempérament, et, peut-être, en temporisant plus ou moins longtemps, verra-t-on la menstruation apparaître. Il faudra, d'ailleurs, examiner la jeune malade avec le soin le plus minutieux, de manière à être édifié, autant que possible, sur la conformation normale de ses organes génitaux externes et internes, sur l'absence de toute lésion acquise pouvant en rendre le fonctionnement à tout jamais impossible; c'est ainsi qu'il faudra rechercher la présence des ovaires et de l'utérus, s'assurer qu'il n'existe pas d'atrésie du col utérin, de cloisonnement du vagin, d'imperforation de l'hymen, enfin s'assurer qu'à aucune époque, il ne s'est produit d'inflammation aiguë des ovaires ayant pu détruire plus ou moins complètement leur tissu et supprimer tout phénomène d'ovulation.

Si l'on arrive à réunir un nombre suffisant de renseignements démontrant l'intégrité des organes génitaux, on pourra se trouver en présence d'un cas d'instauration cataméniale tardive, par retard de la première ponte ovulaire, ou bien il s'agira d'une aménorrhée symptomatique de la chlorose, de l'anémie, de quelque diathèse, d'un état général en un mot, mais avec ovulation normale. Le plus souvent alors, on apprendra que la jeune fille éprouve plus ou moins régulièrement un *molimen*, non suivi d'hémorrhagie utérine, mais parfois accompagné de leucorrhée, de véritables *règles blanches*.

Si l'on croit que l'ovulation ne s'est pas encore produite, on devra dissuader du mariage et émettre des doutes sur la possibilité d'une conception ultérieure, ou, tout au moins, temporiser en instituant un traitement rationnel et en épiant les premiers symptômes de l'éveil des fonctions de génération.

Si, dans la seconde hypothèse, on est assuré que les ovaires renferment des follicules de de Graaf arrivant à maturité, et que la ponte ovulaire a lieu, on peut conseiller le mariage, la grossesse étant, sinon certaine, du moins probable et possible, aussi bien que chez la femme qui possède un flux menstruel régulier. Les exemples que nous avons cités ne laissent, nous l'espérons, aucun doute à cet égard.

Sans vouloir considérer l'acte du mariage, ainsi que le font certains médecins, comme une panacée pour tous les troubles fonctionnels des organes génitaux chez les jeunes filles, on peut cependant espérer à bon droit que les modifications importantes produites par les rapports conjugaux au niveau des organes sexuels de la femme, que l'excitation vénérienne et la congestion pelvienne active qui en est la conséquence, pourront prédisposer la muqueuse utérine aux hémorrhagies, et lui permettre de répondre par un écoulement sanguin périodique à l'incitation partie de l'ovaire au moment de la maturité et de la déhiscence de chaque vésicule. On trouvera, d'ailleurs, la même idée exprimée par *Hippocrate*, *Platon* (1), *Hoffmann* (2), *Cullen* (3), qui conseillent le coït comme un des meilleurs traitements de l'aménorrhée sans lésions de l'utérus ou des voies génitales. Nous nous appuyerons aussi sur les

(1) Platon. *In prax*, cap· XIV.
(2) Hoffmann. *Med. rat. syst.*, t. IV.
(3) Cullen. *Elém. de méd*. Trad. par Bosquillon, t. II.

enseignements de plusieurs de nos maîtres, et en particulier de M. le Dr Dechambre (communication orale) qui a plusieurs fois observé l'influence heureuse des rapports conjugaux sur l'apparition des menstrues régulières. Le traitement médical devra, dans tous les cas, être activement dirigé contre la cause générale (chlorose, anémie, syphilis, etc...) dont dépend l'aménorrhée chez chaque malade en particulier.

On voit, du reste, d'après ce que nous venons de dire, avec quel soin le médecin devra procéder à un examen minutieux de tous les organes et de toutes les fonctions, sous peine de commettre quelque erreur fatale à la fois à sa réputation et aux intérêts qui lui ont été confiés. Nous en trouvons un exemple rapporté par *Courty* (1) au sujet de l'aménorrhée dans ses rapports avec la stérilité. « On ne saurait trop recommander aux médecins, dit Courty, de s'assurer de la bonne conformation des organes, dans les circonstances décisives où peut être placée une jeune fille qui n'a jamais eu ses mois, par exemple à la veille d'un mariage. J'ai connu une jeune femme dans ce cas : le médecin ordinaire consulté avait eu l'imprudence de conseiller le mariage au lieu d'en détourner les parents, sous le fallacieux prétexte que les excitations conjugales ne manqueraient pas de provoquer l'apparition du flux menstruel. Malheureusement, je constatai quelques années après, l'absence complète du corps de l'utérus, et je ne pus laisser aucun espoir de fécondité aux malheureux époux qui me consultaient. Cette jeune femme ne manquait, d'ailleurs, ni d'ovaires (je le constatai par le toucher), ni de molimen menstruel, ni de désirs érotiques, ni de perception du sentiment voluptueux. J'ai eu, ajoute-t-il, l'occasion de faire d'autres observations analogues. » Ces cas ne sont pas, en effet, absolument rares, un certain nombre ont été publiés par divers auteurs, et l'on peut comprendre, en lisant la relation de ces faits, à quelle difficulté de diagnostic ils pourraient donner lieu relativement à la question qui nous oc-

(1) Courty. *Loc. cit.*, p. 379.

cupe. L'exemple suivant que nous empruntons au Dr *Chew* est, croyons-nous, intéressant à divers points de vue.

OBSERVATION XXIV (du Dr Chew) (1).

Une femme célibataire, de 22 ans, vint me consulter pour de vives souffrances dues à de l'aménorrhée. Elle déclara n'avoir jamais été réglée, mais que, depuis plusieurs années, elle souffrait de nausées, céphalalgie, tension pénible dans la poitrine, douleurs dans les lombes, et d'une sensation de lourdeur dans la partie inférieure de l'abdomen. Ces divers phénomènes duraient environ trois ou quatre jours et se terminaient, sans excrétion d'aucune sorte du côté du vagin, ni sans aucune hémorrhagie supplémentaire. Elle n'avait jamais eu d'inflammation, ni de maladie du côté des organes génitaux, et sa santé était excellente. Elle avait toutes les apparences d'une femme bien constituée; les seins bien développés, les hanches larges; à l'examen, les organes sexuels externes étaient normaux. Le vagin de dimension normale se terminait brusquement à environ 4 centimètres et demi au-dessus de l'orifice externe. La substance qui le terminait semblait, au toucher et au spéculum, faire suite aux parois du vagin, et avoir la même consistance.

En pratiquant le toucher rectal et en introduisant un cathéter dans la vessie, on sentait en appuyant le doigt rectal sur le bec du cathéter, que, dans l'espace situé entre eux, il n'existait pas d'utérus; on ne pouvait percevoir que le cul-de-sac du vagin. Beaucoup de médecins l'examinèrent et tous furent d'avis qu'elle n'avait pas d'utérus. Mais, de ce qu'elle avait des symptômes d'excitation périodique, l'aspect d'une femme bien constituée, et aussi les besoins sexuels, on ne douta pas qu'elle ne fût pourvue d'ovaires, organes d'où dépendent toutes les particularités sexuelles de la femme.

Mais s'il est indispensable de constater la présence de l'utérus, et même d'un utérus suffisamment développé et normalement conformé, il ne l'est pas moins, on le comprendra sans peine, de s'assurer de l'existence des ovaires. Il existe en effet, avons-nous dit, des cas d'absence congénitale de ces

---

(1) *Edimburgh med. and Surg. Review*, 1840.

organes, et, si le plus souvent, cette anomalie se complique d'autres malformations de l'appareil génital, dans quelques cas cependant, le vagin, l'utérus et les trompes ont été, à l'autopsie, trouvés normaux. *Puech* (1), qui relate un certain nombre d'observations de ce genre, a insisté sur l'aménorrhée totale et constante, qui accompagne l'absence congénitale des deux ovaires. Il va sans dire que, dans des cas semblables la stérilité est fatale.

Il faudra donc être absolument assuré de la conformation normale, de l'intégrité parfaite des organes génitaux externes et internes, et avoir réuni un grand nombre de probabilités, équivalant à une presque certitude, relativement au fonctionnement régulier des ovaires, pour donner un avis favorable au sujet du mariage d'une jeune fille aménorrhéique et qui a dépassé l'âge auquel l'instauration cataméniale devrait s'être produite.

2° *L'aménorrhée s'est montrée après un certain nombre d'époques menstruelles.* — Dans un cas semblable, la tâche du médecin se trouve de beaucoup simplifiée et son rôle devient plus facile et moins délicat.

Puisque l'instauration cataméniale s'est produite, puisque la jeune fille a présenté un certain nombre d'hémorrhagies menstruelles, elle est, à coup sûr, normalement conformée; la perméabilité des voies génitales n'est plus discutable; le fonctionnement régulier de l'ovaire, la ponte ovulaire ne peuvent plus être mis en doute. Ce premier point acquis, il reste cependant à déterminer pourquoi les règles qui avaient apparu, ont cessé; pourquoi la muqueuse utérine ne fournit plus de sang après avoir été le siège de phénomènes normaux de congestion et d'hémorrhagie périodiques : l'ovaire a-t-il cessé de fonctionner, ou l'utérus est-il seulement dans l'impossibilité de suivre l'impulsion donnée par l'ovaire? N'y-a-t-il plus de ponte ovulaire; n'y a-t-il qu'une suppression des règles?

(1) Puech. *Loc. cit.*

La solution du problème qui se pose ainsi au praticien est d'une grande importance, car elle condamne, suivant le cas, la jeune fille à la stérilité et au célibat, ou bien lui laisse tout l'espoir des joies du mariage et de la maternité; il faudra donc que le médecin emploie tout son tact, toute la perspicacité de diagnostic dont il est doué, pour arriver à formuler une réponse basée sur des données exactes et scientifiques.

Il devra tout d'abord s'enquérir des circonstances qui ont précédé ou accompagné la disparition des époques menstruelles, et rechercher si l'on ne peut expliquer cette aménorrhée par une affection ovarique aiguë ou chronique ayant amené la destruction du parenchyme de l'organe; les anamnestiques, l'examen minutieux de l'état actuel des organes de la reproduction, permettront le plus souvent d'être édifié à ce sujet.

S'il n'existe aucune raison de croire à une lésion grave des ovaires, et par suite à une cessation de la ponte ovulaire, il faudra rechercher, soit dans l'utérus, soit surtout dans l'état général, la cause du trouble, sans doute momentané, de la menstruation.

La première pensée qui doit venir à l'esprit de tout médecin en semblable circonstance, quelle que soit la position sociale, l'éducation, la manière de vivre de la jeune fille pour laquelle il est consulté, c'est la possibilité d'une grossesse. Combien de fois avons-nous entendu nos maîtres nous mettre en garde contre les erreurs que nous commettrions un jour fatalement si nous ne songions pas toujours et tout d'abord à cette cause physiologique de l'aménorrhée. Dans le cas qui nous occupe, une semblable erreur n'aurait d'autre inconvénient que de nuire, peut-être, à la confiance accordée jusquelà au médecin; mais combien les conséquences en seraient plus graves, si l'homme de l'art, consulté au sujet de troubles utérins avec aménorrhée, par une femme ayant eu antérieurement des rapports sexuels, pratiquait, sans penser à la grossesse, le cathéterisme de la cavité utérine.

Chez la jeune fille aménorrhéique l'examen des organes

génitaux, nécessaire, d'ailleurs, dans tous les cas, permettra le plus souvent d'éliminer l'hypothèse d'une conception; la présence de l'hymen, quoique n'étant pas une preuve absolue de virginité, autorisera presque toujours cependant, à écarter tout soupçon. Si l'on constatait au contraire des signes de probabilité en faveur d'une grossesse cachée, on devrait agir avec tout le tact et la prudence que commandent, en pareil cas, l'honneur d'une famille et la dignité professionnelle.

Certaines lésions de l'utérus ou de ses annexes, la métrite parenchymateuse, la phlegmasie périutérine, pourraient encore être causes de l'aménorrhée et, peut-être aussi, entraîner la stérilité par suite des adhérences vicieuses du pavillon des trompes aux parois pelviennes; c'est encore au moyen d'un interrogatoire méthodique et d'un examen attentif de l'état local que l'on pourra constater l'existence de ces affections, ou au contraire éliminer une semblable hypothèse.

Reste donc l'état général sur lequel nous avons suffisamment insisté dans le cours de notre travail; la chlorose, l'anémie simple ou symptomatique de tuberculose, l'anémie de la convalescence, la syphilis, le mal de Bright, etc..., pourront être considérés, en l'absence de toute lésion du système génital, comme la cause efficiente de la suppression de l'hémorrhagie menstruelle. Nous avons démontré d'ailleurs, ou du moins nous espérons y être parvenu, que cette aménorrhée n'implique en rien la cessation du fonctionnement normal et périodique de l'ovaire et par conséquent, n'est nullement un indice de stérilité. Nous avons également signalé ce qu'il faut penser de l'influence des rapports conjugaux sur la marche et la durée de cette atonie, de ce silence de l'utérus.

Dans les cas de ce genre, surtout si la jeune malade éprouve un molimen mensuel et fournit l'écoulement leucorrhéïque périodique que nous avons étudié sous le nom de *règles blanches*, le médecin devra se prononcer en faveur de l'aptitude à la fécondation et ne s'opposer au mariage que si l'état général ou la diathèse dont il aura constaté l'existence, constituent, par eux-mêmes, un obstacle grave et un péril menaçant.

C'est ainsi que *M. Gallard* (1) a résumé cette importante et délicate question, dans une clinique déjà citée, au sujet d'une jeune fille *bien portante, normalement constituée*, et atteinte d'aménorrhée de cause inconnue après une menstruation régulière ayant duré plusieurs mois. Consulté par la famille pour savoir si, mariée, cette jeune fille pourrait avoir des enfants, ou si, du moins elle avait autant de chances qu'une autre de devenir enceinte, il formula son avis en ces termes : « Elle présente certainement moins de chances d'être mère qu'une femme dont les règles sont régulières et normales, mais elle en offre plus cependant que bien des femmes qui, parfaitement réglées en apparence, sont atteintes d'affections ovariques ou utérines, et ses chances de grossesse doivent d'autant plus être physiologiquement admises, qu'elle a été régulièrement menstruée pendant plusieurs mois. »

Il est évidemment impossible de pouvoir affirmer à coup sûr, qu'une femme, même normalement constituée, soit capable de devenir enceinte et de mener à bien une grossesse, mais les nombreux faits que nous avons rapportés prouvent bien, d'autre part, qu'une femme dont les règles sont supprimées ou même n'ont jamais paru, peut être fécondée et mettre au monde un grand nombre d'enfants vivants et bien portants.

Les conditions du problème sont, on le voit, multiples et complexes : ce sera pour le praticien affaire de tact et d'expérience, mais il serait regrettable que, par suite d'un préjugé ou d'une interprétation défectueuse des faits, « une jeune fille apte à devenir une épouse charmante, et, selon toute probabilité, une bonne mère de famille, fut injustement condamnée, de par son aménorrhée à vivre dans le célibat (2).

(1) Gallard. *Loc. cit.*
(2) Gallard. *Loc. cit.*

RÉSUMÉ. — CONCLUSIONS.

Il nous semble qu'il est possible de résumer ainsi cette étude : On voit des faits dans lesquels l'écoulement sanguin par les voies génitales, qui est le signe caractéristique de la menstruation, ne s'opère pas, quoiqu'il soit sollicité par le travail de l'ovulation qui s'accomplit dans l'ovaire. Ces faits ne prouvent pas, comme on l'a prétendu, l'indépendance des deux phénomènes ovulation et flux menstruel, dont la corrélation semble établie sur des données physiologiques certaines et bien démontrées ; il prouvent seulement que, *dans certaines circonstances pathologiques plus ou moins faciles à déterminer dans la pratique*, l'ovulation peut se faire sans que l'excitation qu'elle provoque dans le reste du système génital soit assez forte pour produire l'hémorrhagie habituelle.

On retrouve presque toujours l'une ou l'autre de ces conditions pathologiques (*locales* ou *générales*) chez les femmes qui conçoivent pendant une période d'aménorrhée.

Nous formulerons donc, sous les réserves énoncées au cours de la discussion, les conclusions suivantes :

1° Si, chez la femme adulte et normalement constituée, il ne se produit pas de flux menstruel en l'absence de l'ovaire ou du fonctionnement physiologique de cet organe, la ponte ovulaire peut au contraire avoir lieu, dans quelques cas, sans que se produise l'écoulement sanguin qui est le phénomène extérieur de la menstruation.

2° Il ne faut pas voir, dans les faits cités à l'appui, un argument en faveur de la théorie de *la disjonction* entre l'ovulation et la menstruation. Celle-ci, normalement dépendante de la ponte ovulaire, peut parfois faire défaut, lorsqu'il existe chez la femme une cause locale ou générale, plaçant l'utérus dans l'impossibilité de fournir les éléments d'une hémorrhagie sous l'influence de l'excitation partie de l'ovaire.

3° L'aménorrhée, dans ces circonstances, n'est pas un indice de stérilité. Il existe un assez grand nombre d'exemples de grossesses survenues au cours de l'aménorrhée.

4° Le médecin devra rechercher, avec le plus grand soin, la cause de l'aménorrhée, pour se prononcer sur l'aptitude au mariage et à la fécondation des jeunes filles aménorrhéiques.

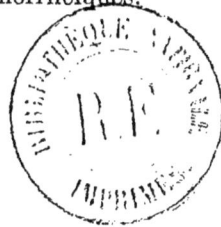

Paris. — A. PARENT, imp. de la Fac. de médec., rue M.-le-Prince, 31.
A. DAVY, successeur.

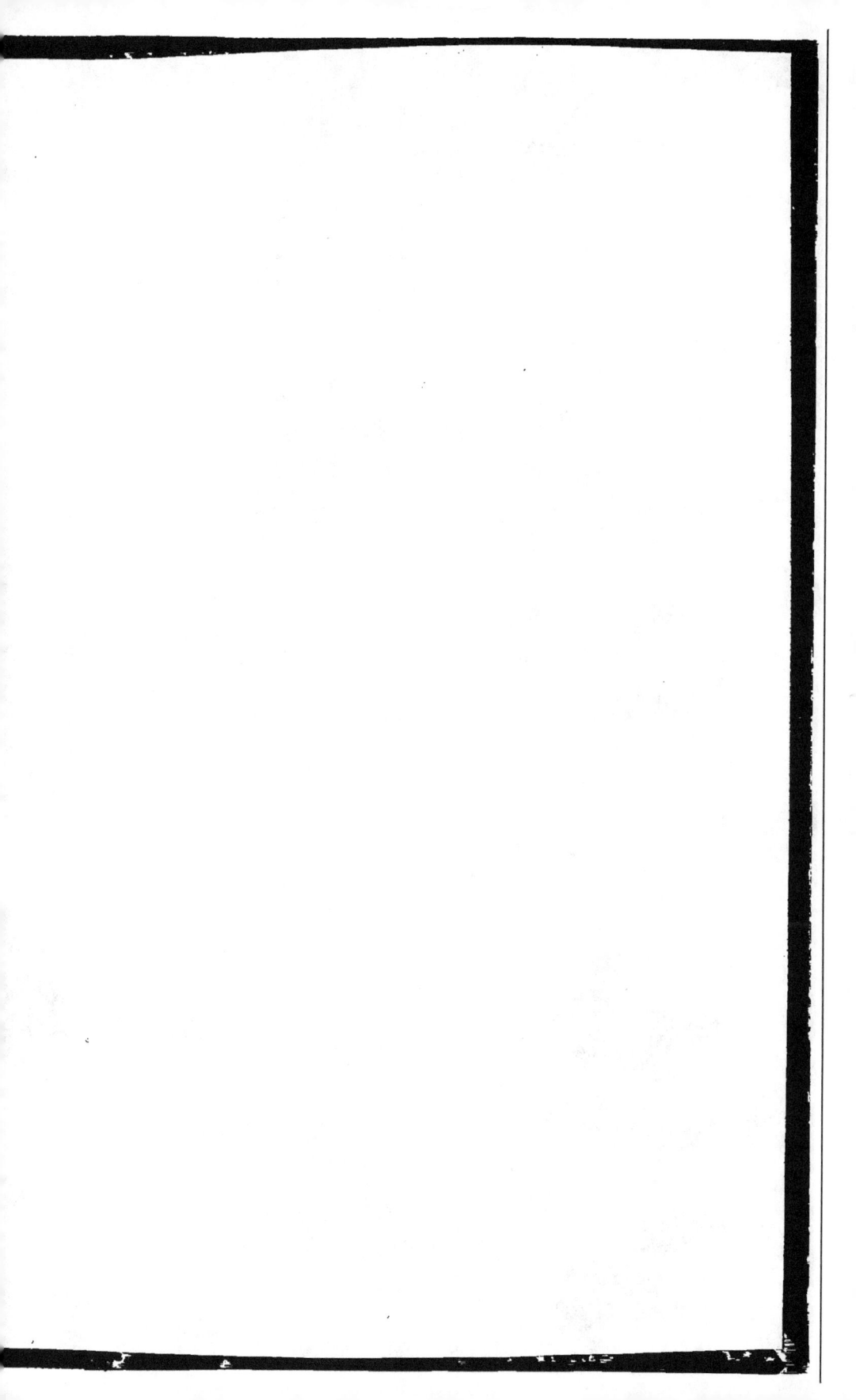